AF619784

À ma mère Marijke, qui depuis plus d'un demi-siècle m'enseigne que tout est possible à condition de le vouloir et que, ce faisant, il ne faut jamais se laisser arrêter par qui ou quoi que ce soit (et avec qui j'ai des fous-rires interminables).

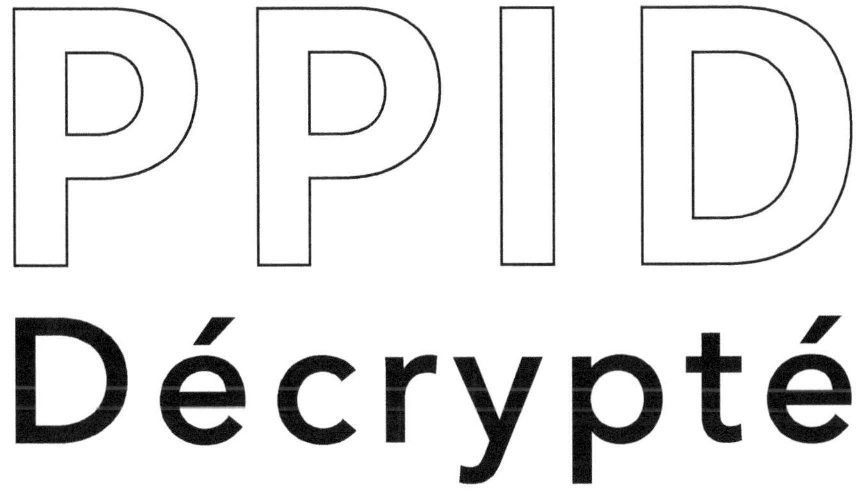

PPID Décrypté

Le guide indispensable

Remco Sikkel

ISBN 978-94-93034-15-0
Traduction : Catherine Taks
Titre original : Het PPID-boek

Photos de couverture : Nikkie de Kerf (cheval), Michael Frank, Royal Veterinary College, Londres (cerveau)

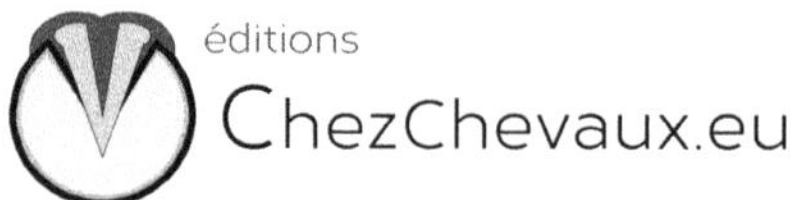

Du même auteur :

- La fourbure : comprendre, guérir, prévenir
(ISBN 978-94-93034-00-6)
- La fourbure en questions : plus de 200 réponses
(ISBN 978-94-93034-07-5)

Les informations données dans ce livre n'ont pas pour intention de se substituer au diagnostic, au traitement ou au conseil du vétérinaire, du professionnel des soins aux sabots, du nutritionniste équin ou de tout autre professionnel de la santé équine. Elles présentent seulement une vue non exhaustive des théories, méthodes de diagnostic et de traitement existant à ce jour en ce qui concerne le PPID et ses complications.

Pour toute question liée à la santé de son cheval, le lecteur devra toujours et avant tout consulter un vétérinaire.

En aucun cas, l'auteur, l'éditeur, les photographes ou la traductrice ne pourront être tenus pour responsables d'un quelconque dommage découlant de l'utilisation des informations contenues dans ce livre.

TABLE DES MATIÈRES

TEXTES ENCADRÉS

COMMENT LIRE CE LIVRE

Le PPID est un sujet extrêmement complexe, comportant quantité de sujets susceptibles d'être développés. Il a donc fallu faire des choix et s'imposer des limites pour vous éviter d'être noyé dans les détails. Ce livre utilise par ailleurs des marques et encadrés spécifiques qui vont vous faciliter sa lecture.

Si vous désirez connaître tous les tenants et aboutissants, lisez le texte dans son intégralité. Si vous vous sentez dépassé, vous pouvez sauter les passages qui développent certains points. Ces « paragraphes d'approfondissement » sont marqués d'une double ligne verticale dans la marge de gauche, comme celui que vous lisez en ce moment. Après avoir achevé ce livre, la curiosité vous poussera peut-être à revenir les consulter.

Un résumé se trouve à la fin de chaque chapitre.

Nous avons voulu éviter, dans la mesure du possible, l'emploi de termes trop compliqués. En utilisant par exemple « resserrement des vaisseaux sanguins » plutôt que « vasoconstriction ».
Vous comprendrez cependant que dans le cadre d'un sujet vétérinaire, cela n'est pas toujours possible. C'est pourquoi nous avons créé un glossaire à la page 179. Lorsqu'un des termes de ce glossaire est utilisé pour la première fois, il apparaît dans un « bloc de définition ».

BLOC DE DÉFINITION
Voilà à quoi il ressemble.

En outre, certains passages font l'objet d'une attention particulière sous forme de « bloc nota bene ».

ET PUIS LES TEXTES ENCADRÉS

Ils contiennent des informations de fond pour vous donner plus de contexte.

INTRODUCTION

Avant de nous immerger dans tout ce qui touche au PPID, nous allons, à ce chapitre, examiner brièvement en quoi consiste cette pathologie, à quelle fréquence elle se présente et chez quels chevaux.

PPID

Pituitary Pars Intermedia Dysfunction, ou PPID, est une dégénérescence incurable et à évolution lente d'une partie du système nerveux. Elle affecte surtout les chevaux âgés mais peut aussi toucher les plus jeunes. Les ânes, les bardots et les mulets ne sont pas non plus épargnés.

En français, DPIP correspond à Dysfonctionnement de la Pars Intermedia de la glande Pituitaire. Dans ce livre nous avons choisi d'utiliser le terme anglais de PPID qui est plus connu du grand public.

En gros, voilà ce qui se passe : l'hypothalamus (= partie du cerveau) est relié à l'hypophyse (= glande endocrine située à la base du cerveau) par des connexions nerveuses. Les extrémités nerveuses, qui se trouvent dans l'hypophyse, produisent de la dopamine, une hormone qui doit freiner la production, par une certaine partie de l'hypophyse, d'autres hormones importantes.

Lors de PPID, ces connexions nerveuses sont endommagées et se dégradent lentement. La quantité de dopamine devant réguler l'hypophyse diminue. La production d'hormones dans l'hypophyse s'emballe car elle n'est plus inhibée, ce qui va entraîner toutes sortes de problèmes physiques.

La taille de l'hypophyse peut finir par augmenter et exercer une pression sur le tissu cérébral environnant. D'autres problèmes vont alors surgir.

L'espérance de vie de nos chevaux augmente, ils restent à nos côtés de plus en plus longtemps. C'est pourquoi il devient indispensable de savoir ce qu'est le PPID et comment y faire face.

Dérèglement hormonal

Le dérèglement hormonal provoqué par le PPID est aujourd'hui connu de tous les vétérinaires. Mais de nombreux aspects, comme l'origine et la progression de la maladie ne sont pas complètement cernés. En ce qui concerne le diagnostic, le traitement et la prévention, nous en découvrons et apprenons un peu plus chaque jour.

La surproduction d'hormones par l'hypophyse, qui survient aux premiers stades de la maladie, va affecter différentes fonctions corporelles. Les chevaux atteints de PPID, pourront donc montrer, d'un individu à l'autre, des tableaux cliniques dissemblables.

Le tableau clinique est l'ensemble de tous les signes cliniques d'une maladie. Un signe clinique est une caractéristique de la maladie qui peut être constatée objectivement.

La vitesse à laquelle la maladie se développe peut énormément varier d'un cheval à l'autre. Cependant, le PPID démarre toujours lentement et souvent si discrètement, qu'on ne le remarque pas immédiatement.

ÉPIDÉMIOLOGIE

L'épidémiologie s'intéresse, entre autres, à la fréquence d'apparition d'une maladie et aux individus qui en sont atteints, ainsi qu'aux facteurs qui jouent un rôle à cet égard.

Fréquence

Même si l'on diagnostique et traite de plus en plus de chevaux atteints de PPID ces vingt dernières années, rien ne prouve que cette pathologie soit plus fréquente aujourd'hui. On la remarque tout simplement plus rapidement qu'avant car ses manifestations cliniques ne sont plus considérées comme des caractéristiques d'un processus normal de vieillissement.

Le diagnostic s'est aussi considérablement amélioré ces dernières années. Par ailleurs, la communauté scientifique accorde une plus grande attention au PPID. De nouvelles connaissances sont désormais accessibles au plus grand nombre. Les propriétaires de chevaux ont donc une meilleure compréhension de la maladie et tirent plus rapidement la sonnette d'alarme s'ils pensent que leur cheval en est atteint.

Malgré tout, les connaissances de ces derniers peuvent encore être améliorées. De nombreuses études montrent que les propriétaires réagissent trop tard ou ne reconnaissent même pas certains signes cliniques évidents [32, 41] *. La maladie est alors détectée avec beaucoup de retard, ce qui est, bien sûr, la chose à éviter dans le cas d'une pathologie irréversible.

Le dentiste, le professionnel des soins aux sabots ou tout autre professionnel s'occupant de votre cheval sont également plus susceptibles de vous signaler à temps les problèmes liés au PPID. Les dernières connaissances scientifiques sur la maladie sont devenues, pour eux aussi, plus abordables.

* Les articles correspondants se trouvent à la page 165

Individus atteints

Bien que le PPID ait été déjà diagnostiqué chez un cheval d'à peine cinq ans, l'âge est le facteur prédictif le plus important. En gros, plus le cheval est âgé, plus le risque qu'il ait un PPID est élevé. Le fait que le PPID soit bien plus souvent diagnostiqué chez les chevaux âgés que chez les jeunes le prouve. Mais si l'on considère les signes cliniques observés par les propriétaires chez leurs chevaux, on arrive à la même conclusion.

En chiffres : le PPID est diagnostiqué chez un peu plus de 20 % des chevaux ayant dépassé les 15 ans et chez près de 3 % de l'ensemble des chevaux domestiques. Chez les plus de 30 ans, un cheval sur trois est atteint [102].

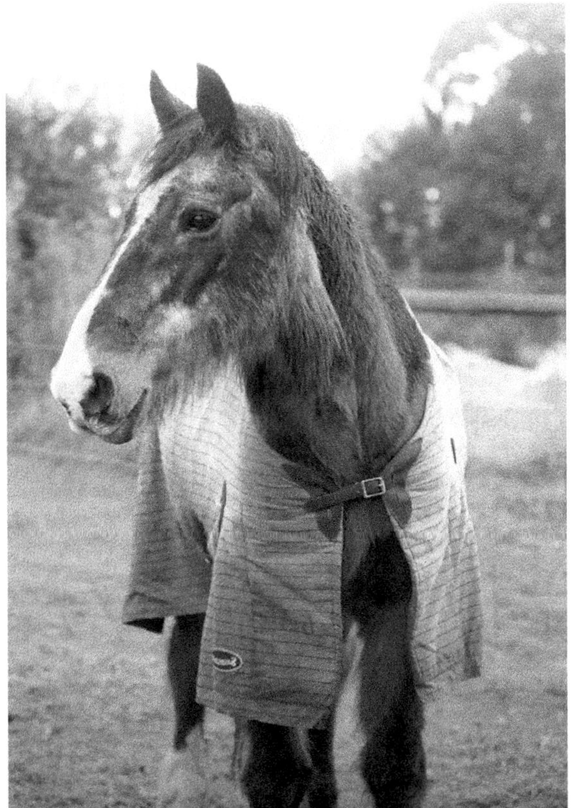

Une étude de 2013 a révélé une augmentation de 18 % du risque par année de vie pour les chevaux âgés de quinze ans et plus [214].

Dans une vaste étude réalisée en 2016 sur des chevaux de tous les âges, l'âge moyen du diagnostic de PPID était de 21 ans [215]. L'espérance de vie après ce diagnostic était cependant de presque dix ans. C'est déjà beaucoup mieux que les quatre ans et demi qu'il restait en moyenne à vivre aux chevaux atteints de PPID dans une étude de 2012 [51].

Les poneys ayant un poids corporel sain et traités au pergolide ont le meilleur pronostic [122].

Selon des estimations prudentes, le PPID est environ dix à quinze fois plus fréquent chez les chevaux que la maladie de Parkinson chez l'homme, une maladie qui, à certains égards, est similaire au PPID [6].

Des études suggèrent que chez certaines races de poneys, l'incidence du PPID serait plus élevée que chez les chevaux. Malheureusement, ces études ne décrivent pas clairement comment les différentes races sont réparties au sein de l'échantillon. Nous ne savons donc pas encore avec certitude si la race représente un facteur de risque [102].

Plus le cheval est âgé,
plus le risque de PPID est élevé
(photo : Pat Whelen)

Par contre, les poneys présentent plus souvent que les chevaux les problèmes de poils associés au PPID [32, 212]. Il en va de même pour la fourbure. Il est possible que cela ait fait naître l'idée fausse de poneys plus souvent atteints du PPID.

Certains chercheurs pensent que les juments sont plus exposées au risque de PPID que les hongres et les entiers [96, 145], alors que d'autres sont arrivés à la conclusion opposée [126, 247]. Laissons donc ces deux résultats s'exclure.

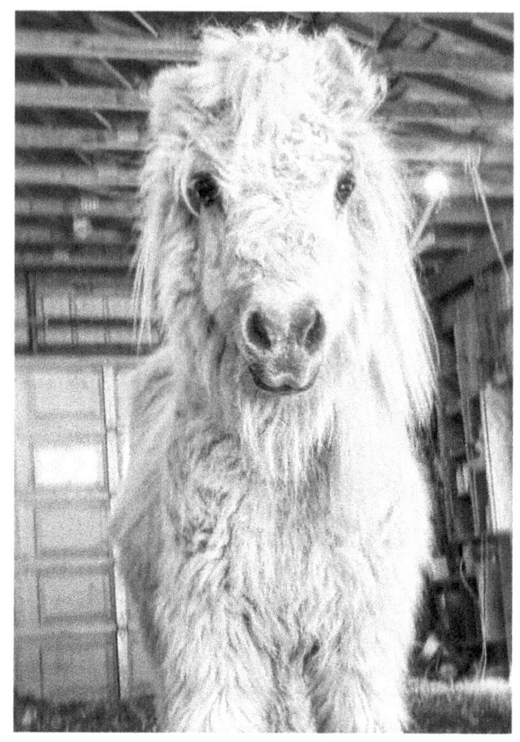

Modification du poil chez un poney atteint de PPID
(photo : Barabara Trotman)

EN RÉSUMÉ

Le PPID est une dégénérescence lente et irréversible des neurones producteurs de dopamine qui vont de l'hypothalamus à l'hypophyse. La dopamine qui doit freiner la production d'hormones dans une partie de l'hypophyse va donc diminuer. Cela entraîne une réaction en chaîne de dérèglements hormonaux qui, à leur tour, vont provoquer toutes sortes de troubles. L'hypophyse peut gonfler et faire pression sur le tissu cérébral environnant.

Plus le cheval est âgé, plus il court le risque d'être atteint de PPID. Rien ne prouve jusqu'ici que la maladie soit plus fréquente chez certaines races, ni que le sexe ait une quelconque influence.

ANATOMIE ET PHYSIOLOGIE

Le PPID est une maladie complexe qui se manifeste dans différentes parties du corps. Elle débute au niveau des connexions nerveuses du cerveau, des glandes endocrines et des hormones qu'elles produisent, puis s'étend e.a. aux sabots, aux glandes sudoripares, aux follicules pileux, au tissu adipeux, aux tendons, aux muscles et aux os. Pour comprendre le PPID, commençons par le commencement : l'hypothalamus et l'hypophyse. Dans ce chapitre, nous parlerons également des glandes surrénales. Plus loin dans ce livre, nous aborderons l'anatomie et la physiologie des autres tissus affectés par le PPID.

HYPOTHALAMUS

L'hypothalamus est une glande endocrine. Il fait partie du cerveau, du mésencéphale pour être exact. Par le biais de vaisseaux sanguins et de cellules nerveuses, l'hypothalamus est en contact avec l'hypophyse située à côté de lui. Les cellules nerveuses sécrètent des hormones, que l'hypothalamus utilise pour réguler le fonctionnement de l'hypophyse.

DOPAMINE

La dopamine est une de ces hormones. La dopamine est un neurotransmetteur qui contrôle la production d'hormones appelées mélanocortines par une partie de l'hypophyse (le lobe intermédiaire). La dopamine en freine la production.

NEUROTRANSMETTEUR
Substance chimique de l'organisme qui transmet les impulsions nerveuses entre les cellules (nerveuses).

La dopamine influence également le lobe antérieur de l'hypophyse. Certains signes cliniques du PPID y sont liés. La dopamine fait beaucoup plus dans l'organisme, mais dans ce livre nous ne parlerons que de son effet inhibiteur sur l'hypophyse.

TRH

L'hypothalamus sécrète l'hormone TRH qui stimule le lobe intermédiaire de l'hypophyse. Plus simplement, la TRH sert d'accélérateur et la dopamine sert de frein pour la production de mélanocortines.

TRH est l'abréviation de l'anglais *Thyrotropin-Releasing Hormone* (hormone qui libère la thyrotropine). On l'appelle aussi thyréolibérine.

HYPOPHYSE

L'hypophyse est aussi une glande endocrine. Elle se trouve à la base du cerveau. C'est pourquoi on l'appelle aussi appendice cérébral. Elle a la taille d'une fève de cacao (2x2x1 cm) et pèse trois grammes environ. Elle repose dans une structure osseuse à la base du crâne : la selle turcique.

L'hypophyse sécrète des hormones qui stimulent d'autres glandes endocrines se trouvant ailleurs dans l'organisme.

L'hypophyse se compose de trois parties : le lobe antérieur (en latin : *pars anterior*), le lobe intermédiaire (*pars intermedia*) et le lobe postérieur (*pars posterior*).

Les lobes antérieur et intermédiaire forment ensemble ce que l'on appelle l'adénohypophyse. Le lobe antérieur se prolonge encore dans le lobe tubéral (*pars tuberalis*) que, par commodité, nous considérerons comme faisant partie du lobe antérieur.

Le lobe intermédiaire est constitué de cellules productrices d'hormones appelées mélanotropes. Ces dernières sont sous l'influence directe des neurones producteurs de dopamine de l'hypothalamus (neurones dopaminergiques).

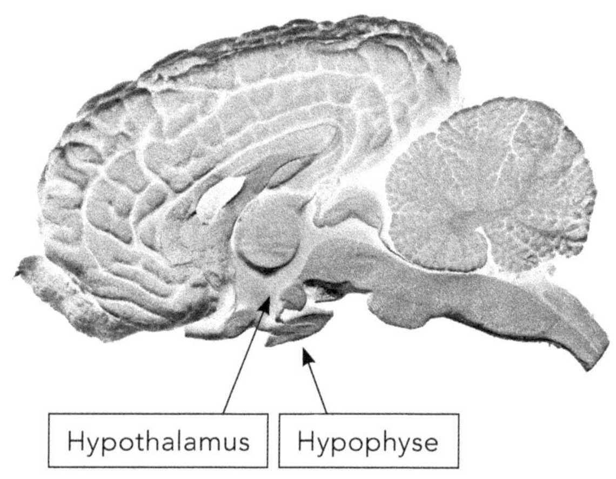

Coupe transversale du cerveau

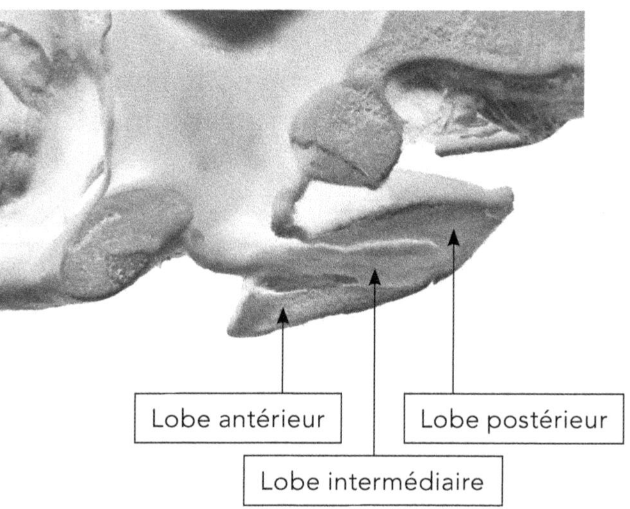

Détail de la coupe transversale du cerveau : l'hypofyse
(photo : Michael Frank, Royal Veterinary College)

La dopamine se lie aux récepteurs D2 sur les mélanotropes et inhibe l'activité de ces cellules. Un récepteur est un élément d'une cellule, spécialisé dans la réception de stimuli (hormonaux) et l'induction d'une réponse sous l'influence de ces stimuli.

Chez les chevaux, nous ne savons pas exactement comment la TRH arrive jusqu'aux cellules nerveuses. Cela se fait soit par le biais des connexions nerveuses soit par celui de la circulation sanguine.

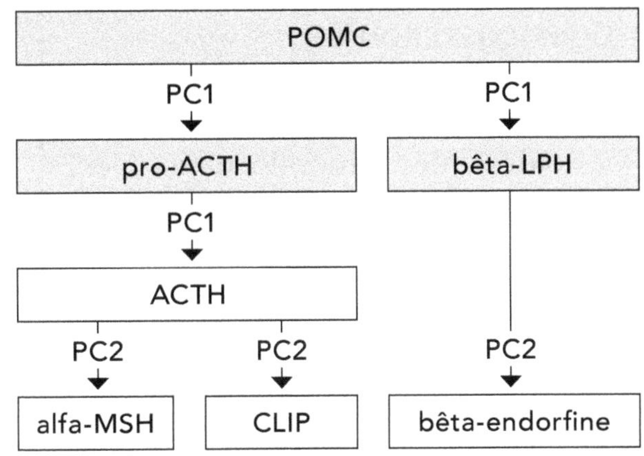

Schéma simplifié de la production de mélanocortines
N.B. : les prohormones pro-ACTH et bêta-LPH ne seront pas abordées dans ce livre

POMC ET MÉLANOCORTINES

Les mélanotropes produisent la protéine POMC (Pro-Opiomélanocortine). La POMC est ce que nous appelons une prohormone. Elle est scindée en étapes par des enzymes spécifiques (respectivement les convertases de prohormones PC1 et PC2) en différentes hormones appelées les mélanocortines. La production et le fractionnement de la POMC sont tous deux inhibés par la dopamine.

Les mélanocortines dont nous allons parler dans ce livre sont :

- L'ACTH
  - L'alfa-MSH
  - La CLIP
- La bêta-endorfine

PROHORMONE
Un précurseur d'hormone. Elle n'a généralement pas d'action hormonale ou très peu.

Les cellules nerveuses du lobe antérieur (corticotropes) produisent également la POMC, qui est également transformée en ACTH. Cette ACTH n'est pas scindée en alpha-MSH et CLIP. Ce processus est spécifique au lobe intermédiaire.

ACTH

Abréviation du terme anglais *Adrenocorticotropic Hormone,* que l'on traduit par hormone adrénocorticotrope. Elle est un neurotransmetteur qui agit sur le cortex surrénalien et stimule la production de corticostéroïdes, dont le cortisol.

Corticostéroïdes
Hormones des glandes surrénales. On distingue les glucocorticoïdes et les minéralocorticoïdes. Dans le contexte du PPID ce sont surtout les glucocorticoïdes qui sont concernées.

Comme la quasi-totalité de l'ACTH provenant du lobe intermédiaire est scindée en alpha-MSH et CLIP, le lobe antérieur de l'hypophyse représente la principale source d'ACTH dans le sang des chevaux sains. Environ 98 % de l'ACTH circulant dans le sang chez les chevaux sains provient du lobe antérieur [218].

Alpha-MSH

Abréviation du terme anglais *Alpha-Melanocyte-Stimulating Hormone,* que l'on traduit par hormone mélanotrope. On l'appelle aussi mélanotropine ou mélanostimuline. L'alpha-MSH est un produit dérivé de l'ACTH. Il s'agit du principal produit hormonal du lobe intermédiaire de l'hypophyse [119].

L'alpha-MSH joue un rôle dans le métabolisme. Elle limite e.a. les effets coupe-faim de la leptine (nous y reviendrons). La production d'alpha-MSH augmente à mesure que les jours raccourcissent. Cela est probablement un mécanisme de survie visant à constituer des réserves de graisse en prévision de la pénurie de nourriture en hiver [231]. Presque tous les chevaux grossissent à l'approche de l'hiver.

Métabolisme
Ensemble des processus physiques et chimiques ayant dans les cellules vivantes dans le but de maintenir, de décomposer et de construire des tissus et de produire de l'énergie.

Bien que l'alpha-MSH ait des effets anti-inflammatoires puissants, elle peut également entraîner une plus grande sensibilité à la douleur.

L'alpha-MSH renforce l'action de l'ACTH jusqu'à six fois [53]. La petite quantité d'ACTH libérée par le lobe intermédiaire dans le sang peut donc avoir un effet relativement fort chez les individus atteints de PPID [228].

CLIP

Abréviation du terme anglais *Cortico-tropin-Like Intermediate lobe Peptide,* que l'on traduit par peptide de la famille des corticotropes du lobe intermédiaire. Cette hormone est elle aussi un produit dérivé de l'ACTH. On sait peu de chose sur son rôle. Chez les rats, elle stimule le pancréas à produire de l'insuline [63, 106]. Mais on ne sait pas si c'est aussi le cas chez les chevaux. Nous approfondirons le sujet de l'insuline un peu plus loin dans ce livre.

BÊTA-ENDORPHINE

La bêta-endorphine, bien qu'étant un produit dérivé de la POMC, n'est pas fabriquée à partir de l'ACTH. Elle est « coupée » de la POMC après une étape intermédiaire (voir le schéma de la page précédente).

La bêta-endorphine est une substance endogène puissante, de type opioïde, qui a un effet analgésique et anti-inflammatoire. Chez les chevaux PPID, l'action opioïde de la bêta-endorphine semble être encore plus forte que chez les chevaux sains [105]. Comme l'alpha-MSH, la bêta-endorphine peut multiplier par six l'action de l'ACTH [15].

GLANDES SURRÉNALES

Les glandes surrénales sont de petites glandes endocrines situées sur les reins. Elles sécrètent différentes hormones appelées hormones surrénaliennes. Dans le cadre du PPID, nous nous intéresserons principalement au cortisol.

Dans les hormones surrénales on distingue les corticosurrénales et les médullosurrénales, produites respectivement dans le cortex ou la medulla des glandes.

Le cortisol a plusieurs fonctions dans l'organisme, nous aborderons certaines d'entre elles dans ce livre. L'une d'entre elles, dont l'importance mérite qu'on la mentionne déjà, est son action inhibitrice sur la libération d'hormones par le lobe antérieur de l'hypophyse. Le cortisol n'a pas cet effet sur le lobe intermédiaire. Celui-ci n'est régulé que par la dopamine produite par l'hypothalamus.

Les androgènes (hormones sexuelles mâles) et l'adrénaline sont des hormones surrénaliennes que nous aborderons également brièvement.

EN RÉSUMÉ

L'hypothalamus est une glande endocrine située dans le cerveau. Les cellules nerveuses de l'hypothalamus sécrètent de la dopamine. Celle-ci régule le fonctionnement du lobe intermédiaire de l'hypophyse.

L'hypophyse est aussi une glande endocrine. Elle produit les hormones ACTH, alpha-MSH, CLIP et bêta-endorphine. Celles-ci sont appelées les mélanocortines. Chez un cheval sain, la dopamine régule la production de mélanocortines.

Les surrénales sont des glandes endocrines qui produisent e.a. du cortisol. Le cortisol régule e.a. le fonctionnement du lobe antérieur de l'hypophyse.

DESCRIPTION

Les termes PPID, maladie de Cushing et syndrome de Cushing sont souvent confondus ou considérés comme des synonymes. Pourtant, il s'agit de trois pathologies différentes. Nous allons aborder brièvement la maladie et le syndrome de Cushing avant de nous plonger dans le PPID.

MALADIE DE CUSHING

C'est en 1912 que cette pathologie a été décrite chez l'homme par le neurochirurgien américain Harvey Williams Cushing. Une tumeur du tissu glandulaire (adénome), située dans le lobe antérieur de l'hypophyse, génère une production excessive d'ACTH. Celle-ci induit une suractivité et une grossissement des glandes surrénales, qui libèrent alors trop de cortisol.

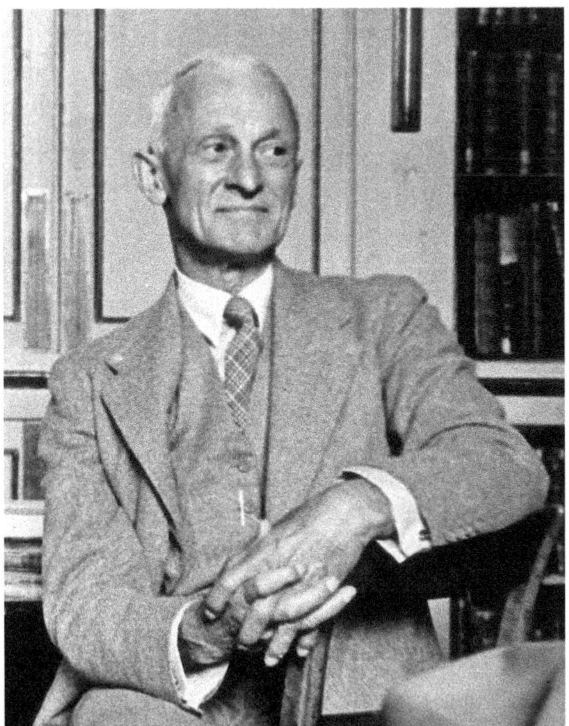

Les signes cliniques de la maladie de Cushing résultent principalement d'une élévation du taux de cortisol (hypercortisolémie). Si on la rencontre chez les chiens et les humains, cette affection est pratiquement inexistante chez les chevaux.

SYNDROME DE CUSHING

En 1943, l'endocrinologue américain Fuller Albright décrit le syndrome de Cushing. Ce terme regroupe tous les troubles causés par un excès chronique de cortisol dans le sang. L'hypercortisolémie peut être due à la maladie de Cushing – inhabituelle chez les chevaux – , ou être provoquée par une utilisation prolongée de corticostéroïdes synthétiques. Une tumeur maligne, un adénome ou une autre anomalie des glandes surrénales peuvent également en être la cause, bien que cela soit assez rare [97].

Harvey Williams Cushing

PPID

En ce qui concerne le PPID il n'y a pas, dans la plupart des cas, d'hypercortisolémie (caractéristique du syndrome de Cushing) et le problème ne se situe pas dans le lobe antérieur de l'hypophyse (caractéristique de la maladie de Cushing), mais dans le lobe intermédiaire. En raison de ces deux différences importantes, la communauté scientifique a décidé, il y a déjà longtemps, d'attribuer à ce trouble une dénomination qui lui soit propre : PPID.

PPID est l'abréviation du terme anglais *Pituitary Pars Intermedia Dysfunction* :

- *Pituitary* (en toutes lettres : pituitary gland) désigne en anglais l'hypophyse,
- *Pars intermedia* désigne en latin le lobe intermédiaire,
- *Dysfunction* est le terme anglais pour dysfonctionnement, ou perturbation de la fonction normale.

Neurodégénérescence ou endocrinopathie ?

On parle souvent du PPID comme s'il s'agissait d'une endocrinopathie. Une endocrinopathie est une maladie causée par le mauvais fonctionnement de glandes endocrines. Dans le cas du PPID, ce mauvais fonctionnement est provoqué en premier lieu par un souci au niveau des connexions nerveuses entre l'hypothalamus et l'hypophyse. Celles-ci se détériorent lentement mais sûrement. Le PPID est donc avant tout une maladie neurodégénérative (neurone = cellule nerveuse, dégénérescence = dégradation, détérioration). En comparaison, il n'y a pas de dégradation des connexions nerveuses dans la maladie de Cushing. Malgré cette spécificité, pas moins de 20 hormones vont passer en revue dans ce livre car c'est l'ensemble du dérèglement hormonal provoqué par cette neuropathie qui va faire souffrir le cheval.

Définition

Le PPID est une affection dégénérative des neurones producteurs de dopamine de l'hypothalamus. Elle entraîne une perte de l'inhibition dopaminergique du lobe intermédiaire de l'hypophyse et une surproduction chronique de la POMC et de ses hormones dérivées (ainsi qu'une augmentation de leur activité biologique). Ces hormones sont impliquées dans le développement des manifestations cliniques du trouble. À un stade avancé de la maladie, un grossissement de l'hypophyse peut provoquer des problèmes neurologiques.

> **Dopaminergique**
> Ce qui libère, active ou est affecté par la dopamine.

Pour faire court, le problème en cas de PPID est qu'il va y avoir, pendant trop longtemps, des taux excédentaires de mélanocortines dans le sang et que l'hypophyse risque de grossir. C'est ce qui va provoquer les troubles dont va souffrir le cheval.

Physiologie, pathologie et physiopathologie

La physiologie est la science qui s'intéresse aux mécanismes de fonctionnement des êtres vivants. La pathologie et la physiopathologie se consacrent au dérèglement de ces mécanismes, la physiopathologie se concentrant plus spécifiquement sur les cellules, tissus, organes, etc.

Dopamine, POMC et mélanocortines

Chez les chevaux atteints de PPID, le nombre de neurones producteurs de dopamine dans l'hypothalamus diminue lentement. Les quantités moins élevées de dopamine n'inhibent plus assez le lobe intermédiaire de l'hypophyse. En raison de ce manque d'inhibition, la « matière première » POMC est produite en excès et, par voie de conséquence, les hormones dérivées : les mélanocortines ACTH, alpha-MSH, CLIP et bêta-endorphine.

La dopamine régule à la fois la conversion de la POMC en ACTH et la conversion ultérieure de l'ACTH en alpha-MSH et en CLIP. Lorsque la production de dopamine diminue, une plus grande quantité d'ACTH est formée à partir de la POMC et en grande partie tout de suite transformée en alpha-MSH et en CLIP. Ces deux hormones augmentent donc en premier. Le premier processus (POMC > ACTH) est normalement plus fortement inhibé que le second (ACTH > alpha-MSH, CLIP). Si l'inhibition disparaît, la quantité d'ACTH augmente donc plus rapidement qu'elle ne peut être transformée et il y aura alors un surplus d'ACTH [117].

Les chevaux atteints de PPID ont jusqu'à six fois moins de terminaisons nerveuses productrices de dopamine dans le lobe intermédiaire [177]. La quantité de dopamine dans le lobe intermédiaire des chevaux atteints de PPID est huit fois moins élevée que celle des chevaux sains du même âge [105]. Autre indication de cette production réduite de dopamine : à l'autopsie de chevaux atteints de PPID, on a trouvé jusqu'à neuf fois moins de produits de dégradation (métabolites) de la dopamine dans l'hypophyse que chez des chevaux sains du même âge [105].

Cortisol

Il est vrai que le cortisol des surrénales inhibe la libération d'ACTH (ce qu'on appelle « rétroaction négative »), mais uniquement dans le lobe antérieur de l'hypophyse et non dans le lobe intermédiaire. Ce dernier, comme vous le savez maintenant, est sous le contrôle de l'hypothalamus.

Bien que chez le rat, il existe également des récepteurs du cortisol dans le lobe intermédiaire de l'hypophyse, chez le cheval, on ne les a trouvés que dans le lobe antérieur [134].

Même si l'ACTH du lobe intermédiaire a un effet sur la production de cortisol par les glandes surrénales, le lobe intermédiaire ne fait pas réellement partie de l'axe hypothalamo-hypophyso-surrénalien, car il fonctionne en marge des mécanismes de rétroaction négative de celui-ci [198].

Axe hypothalamo-hypophyso-surrénalien
L'ensemble des interactions (neuro)hormonales entre l'hypothalamus, l'hypophyse et les surrénales. Également connu sous l'abréviation anglaise HPA axis (Hypothalamic-Pituitary-Adrenal axis).

Chez les humains et les chiens atteints de la maladie de Cushing, il y a souvent une hyperactivité et une augmentation du volume des glandes surrénales par suite d'un excès d'ACTH. Chez les chevaux atteints de PPID, cela ne se produit que dans un cas sur cinq [117, 130, 203]. C'est pourquoi le taux de cortisol sanguin reste la plupart du temps dans des limites acceptables [59, 229]. Une explication de ces deux constatations pourrait être que l'action hormonale (ou activité biologique) de l'ACTH libérée par le lobe intermédiaire est plus faible que celle de l'ACTH provenant du lobe antérieur [16, 17, 25].

Dérèglement du cortisol

Cependant, il ne faut pas faire de fixation sur les taux de cortisol. D'autres anomalies du métabolisme du cortisol peuvent également jouer un rôle. C'est ce que l'on appelle le dérèglement du cortisol et que nous allons maintenant examiner.

Cortisol libre

Le cortisol libre, est le cortisol biologiquement actif qui n'est pas lié à une protéine, la CBG (de l'anglais *Cortisol-Binding Globulin,* qui se traduit en français par transcortine) et à l'albumine. Seul ce cortisol libre peut se répandre librement dans les tissus, où il peut activer les récepteurs. Chez les chevaux sains, environ 10 % du cortisol présent dans le sang est libre [62].

En 2016, les chercheurs ont comparé des chevaux atteints de PPID ou de SME / dérèglement de l'insuline à des chevaux sains. Les taux de cortisol total étaient similaires chez tous les chevaux [62]. On a trouvé davantage de cortisol libre dans le sang de chevaux en surpoids mais par ailleurs en bonne santé. Les poneys atteints de SME avaient plus de cortisol libre que les chevaux atteints de cette maladie. Les chercheurs pensent que pour plus de précision, il faudrait mesurer la concentration de cortisol libre plutôt que la concentration totale. Des concentrations élevées de cortisol libre pourraient expliquer certains signes cliniques.

Glucocorticoïdes

Une autre étude a constaté une augmentation des glucocorticoïdes autres que le cortisol (y compris la cortisone et la corticostérone) après l'administration d'ACTH à des chevaux sains [206]. Cela pourrait indiquer que l'on accorde trop d'attention au cortisol seul.

Métabolisme du cortisol spécifique aux tissus

Une étude de 2018 remet en cause la théorie d'une activité biologique réduite de l'ACTH provenant du lobe intermédiaire. Les chercheurs proposent une théorie différente. Ils ont constaté que les enzymes impliquées dans le métabolisme du cortisol spécifique aux tissus, étaient déréglées. Ce dérèglement modifie l'exposition des tissus aux glucocorticoïdes, mais cela ne se reflète pas dans les mesures du cortisol sanguin [59].

Grâce à des études sur les rats et les humains, nous savons qu'une certaine enzyme (11-b-HSD1) dans le tissu adipeux peut convertir la cortisone biologiquement inactive en cortisol biologiquement actif [166, 182]. Cela pourrait aussi expliquer certains signes cliniques normalement causés par des taux élevés de cortisol sanguin.

La quantité relative de glucocorticoïdes dans le tissu adipeux est presque quatre fois plus élevée chez le cheval que chez l'homme. Le rapport entre la quantité de cortisol dans le tissu adipeux et dans le sang est également plus important. L'augmentation de la quantité de graisse corporelle pourrait donc avoir un effet plus important sur le métabolisme du cortisol que celui que nous connaissons chez l'homme [59].

Métabolites du cortisol

L'étude de 2018 a en outre révélé une excrétion quatre fois plus importante des produits de dégradation du cortisol (métabolites du cortisol) dans l'urine des chevaux atteints de PPID [59]. Cela indiquerait une élévation du métabolisme et de la clairance du cortisol (élimination du cortisol de l'organisme), et donc une augmentation de la production de cortisol.

Car si la quantité totale de cortisol reste la même, il est logique de supposer que la dégradation plus importante va de pair avec une hausse de la production. Cependant, les chercheurs suggèrent que c'est plutôt l'inverse qui se produit et que cet accroissement de la production pourrait être une réaction de l'organisme qui veut compenser l'élévation de la clairance du cortisol.

Une autre étude a montré une excrétion des métabolites du cortisol trois fois plus importante chez les chevaux obèses, sans modification du taux de cortisol sanguin [20].

Grossissement de l'hypophyse

En raison de l'augmentation de la taille (hypertrophie) et du nombre de cellules (hyperplasie), le lobe intermédiaire de l'hypophyse gonfle. À un stade ultérieur, une ou plusieurs tumeurs du tissu glandulaire (adénomes) peuvent se former. C'est une conséquence de l'absence d'inhibition. En effet, les cellules du lobe intermédiaire font ce qu'elles sont censées faire jusqu'à ce qu'elles soient inhibées. Si elles ne sont pas régulées, elles commencent à s'agrandir et à se multiplier pour produire davantage.

Des examens post-mortem ont révélé la présence de macro-adénomes (voir encadré « Classification histologique ») de plus d'un centimètre de diamètre chez près de sept chevaux sur dix [254]. Une autre étude a montré que l'hypophyse des chevaux atteints de PPID à un stade avancé était jusqu'à trois fois plus lourde que celle d'un cheval sain [145].

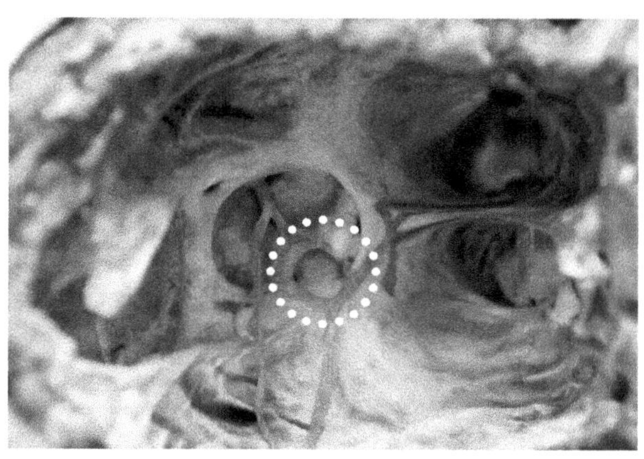

Hypophyse saine

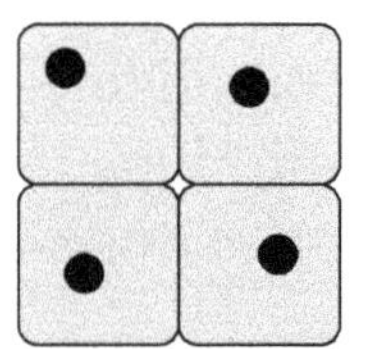

Cellules normales

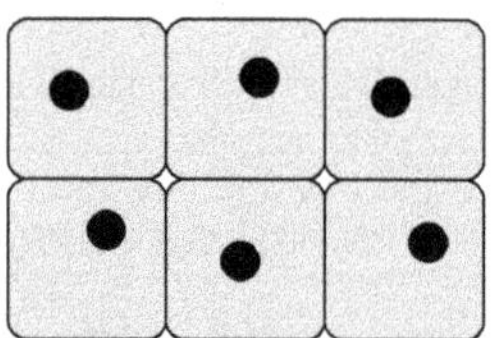

Hyperplasie

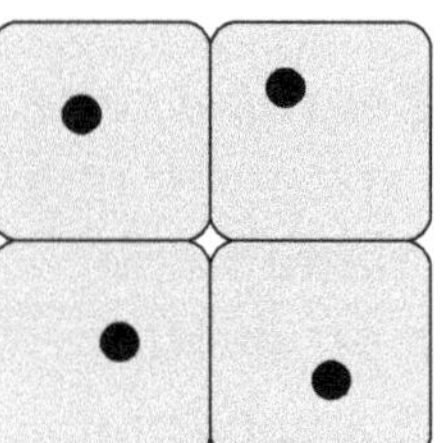

Hypertrophie

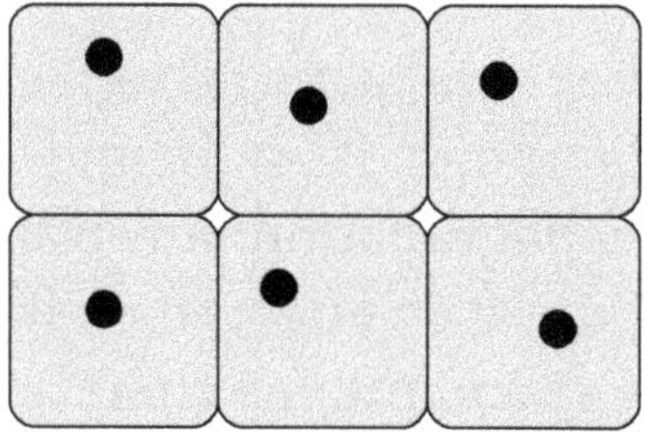

Hyperplasie et hypertrophie

Représentation schématique du grossissement de l'hypophyse

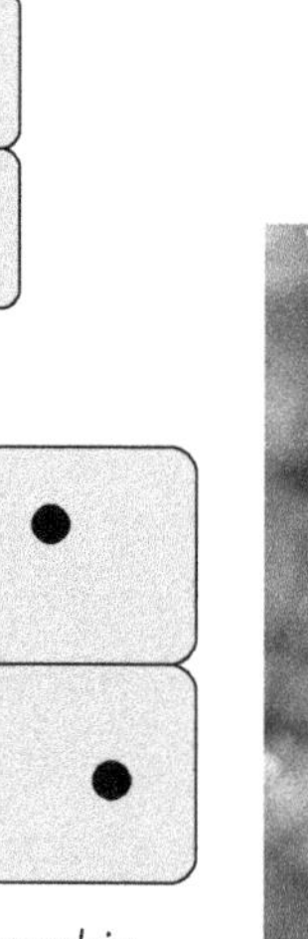

Hypophyse, grade 5
(photos : Zefanja Vermeulen)

La pression exercée par l'hypophyse élargie sur les tissus cérébraux environnants est également à l'origine de certains des signes cliniques du PPID. Nous aborderons ces problèmes neurologiques plus loin à ce chapitre.

L'hypothalamus peut également subir une pression de la part de l'hypophyse. Au sein de l'hypophyse, il en va de même pour les lobes antérieur et postérieur, qui subissent une pression lorsque le lobe intermédiaire prend plus de place.

Certaines personnes considèrent qu'un adénome est une tumeur cancéreuse. Cela n'est pas justifié, car les cellules d'un adénome ne se divisent pas rapidement et ne métastasent pas.

En 1997, en effectuant l'autopsie d'un certain nombre de chevaux, on a découvert des adénomes et un grossissement de l'hypophyse (de grade 4) alors que ces animaux n'avaient montré aucun signe clinique de PPID [146]. L'augmentation du volume de l'hypophyse pourrait s'expliquer par le fait que sa taille est soumise à des variations saisonnières. Une étude de 2011 a montré que le lobe intermédiaire – et donc l'hypophyse dans son ensemble – était plus gros en automne que le reste de l'année [74].

CLASSIFICATION HISTOLOGIQUE

En médecine vétérinaire, on utilise un système de graduation pour classifier l'état du lobe intermédiaire de l'hypophyse chez les chevaux atteints de PPID :

- Grade 1. Normal
- Grade 2. Hypertrophie / hyperplasie modérée en un ou plusieurs endroits du lobe intermédiaire
- Grade 3. Hyperplasie de tout le lobe intermédiaire
- Grade 4. Idem grade 3, avec au moins un micro-adénome (de 1 à 5 mm de diamètre)
- Grade 5. Idem grade 4, avec au moins un macro-adénome (de plus de 5 mm de diamètre)

Le grade 2 est encore considéré comme convenable dans le cadre d'un processus normal de vieillissement. Ces chevaux ne présentent généralement pas de signes cliniques ou de taux hormonaux anormaux.

Les grades 3, 4 et 5 correspondent respectivement à un PPID légèrement, modérément et très avancé. Le nombre et la gravité des signes cliniques augmentent avec chaque grade, de même que les modifications de l'hémogramme. Au grade 5, aucun cheval n'échappe au diagnostic de PPID.

Les adénomes du lobe intermédiaire ont leur propre dénomination : Pars Intermedia Pituitary Adenoma (PIPA).

Signes cliniques

Le PPID en lui-même n'est pas une affection douloureuse. Ce sont les signes cliniques et leurs complications qui provoquent la douleur (fourbure, abcès, infections, problèmes dentaires) et l'inconfort (transpiration, mue difficile). Mieux vous surveillerez et traiterez leur évolution, meilleure sera la qualité de vie de votre cheval. Un signe clinique qui n'existait pas auparavant et qui se manifeste soudainement indique une aggravation du PPID. Il est alors conseillé de faire une nouvelle prise de sang et d'ajuster le traitement médicamenteux si nécessaire. Nous aborderons plus loin dans ce livre tout ce qui concerne les analyses de sang et les médicaments.

Photographiez régulièrement votre cheval et notez dans un journal de bord les changements survenant dans sa santé, son état, son apparence et son comportement.

Il devient de plus en plus évident que les chevaux atteints de PPID sont susceptibles de présenter tout un éventail de problèmes cliniques différents. Nous savons également aujourd'hui que la maladie, à ses premiers stades, ne laisse apparaître que peu de signes ou des signes très subtils. Il a fallu du temps pour arriver à cette conclusion car les études scientifiques sont souvent effectuées sur un petit nombre de chevaux à un stade déjà avancé de la maladie. De plus, pour des raisons éthiques, on ne peut pas provoquer la maladie de manière expérimentale.

Le fait que les individus atteints de PPID soient souvent des chevaux âgés, souffrant de diverses autres affections et déficiences liées à l'âge, a également retardé la formation d'un tableau complet. Voyons maintenant ce que nous savons sur la façon dont le PPID peut se manifester.

L'hypertrichose (un développement excessif des poils), la fourbure et une fonte (atrophie) musculaire au niveau du dos, du garrot, des épaules et de la croupe sont les trois signes cliniques les plus courants du PPID, suivis par une modification du comportement et la perte de poids [102].

Ces signes ne sont pas spécifiques au PPID (sauf peut-être l'hypertrichose). Ils peuvent être causés par autre chose et votre vétérinaire en tiendra compte. Il examinera l'ensemble du tableau clinique et celui-ci peut énormément varier d'un animal à l'autre. Cela s'explique en partie par des différences dans la composition de l'ensemble des mélanocortines et de leur activité biologique, la période de l'année, le degré d'implication des glandes surrénales dans la maladie, la présence ou l'absence de SME / dérèglement de l'insuline (dont nous parlerons en détail plus tard) et l'âge du cheval [197].

Augmentation saisonnière

Beaucoup, pour ne pas dire tous les signes cliniques liés aux hormones, suivent de manière plus ou moins importante l'augmentation en automne de l'ACTH, des hormones dérivées (alpha-MSH, CLIP) et probablement de la bêta-endorphine.

Même si on lui administre du pergolide, le cheval reste sensible aux effets hormonaux de cette augmentation saisonnière. Des signes cliniques de faible intensité peuvent soudainement réapparaître à l'automne.

Modifications du poil

Cette caractéristique du PPID est quelque chose que vous, en tant que propriétaire, remarquerez plus facilement et plus rapidement que le vétérinaire, car vous voyez votre cheval tous les jours. Signalées par le propriétaire, les modifications du poil sont plus significatives que l'hypertrichose (pelage bouclé) remarquée par le vétérinaire [214]. Alors mentionnez-les lorsque ce dernier passe pour examiner votre cheval, surtout si celui-ci a été tondu il y a peu de temps. Car le vétérinaire ne peut pas savoir à quoi il ressemblait avec ses poils.

On ne sait toujours pas exactement ce qui provoque ces modifications du poil. On a longtemps pensé que la pression exercée par l'hypophyse élargie sur la partie de l'hypothalamus régulant la température en était la cause. On a aussi accusé l'alpha-MSH, le cortisol, la mélatonine, la testostérone et la prolactine d'être les coupables. Mais on ne dispose pas encore de preuves scientifiques convaincantes pour l'expliquer. Comme ces modifications sont aussi fréquentes chez les juments et les hongres que chez les étalons, on peut déjà écarter la testostérone.

Mue difficile, décoloration du poil

Une mue tardive ou irrégulière et une décoloration du poil sont souvent les premiers signes observables. Chez les races rustiques, au poil d'hiver généralement épais, une mue plus difficile se remarquera vite. Une décoloration du poil sera plus évidente chez les chevaux à la robe foncée. Si la décoloration du poil est considérée comme un indice précurseur, les problèmes de mue sont déjà des caractéristiques de l'hypertrichose. Ils font partie des manifestations cliniques que les propriétaires de chevaux interprètent souvent à tort comme un signe normal de vieillissement.

Hypertrichose

Dans l'hypertrichose, le poil est anormalement épais, frisé et long. Comme dit plus haut, son origine est encore inconnue. Ce que nous savons, c'est qu'elle résulte d'une perturbation du cycle de croissance du poil. Les follicules pileux restent en phase de croissance trop longtemps, voire en permanence [31].

HYPERTRICHOSE OU HIRSUTISME ?

En médecine humaine, on fait la distinction entre hypertrichose et hirsutisme. Les deux termes font référence à une pilosité déréglée mais avec cependant des différences. L'hypertrichose est une croissance excessive de la pilosité à des endroits où les poils poussent déjà habituellement. Dans le cas de l'hirsutisme, les poils poussent sur des parties du corps qui normalement en sont exemptes. La « femme à la barbe » que l'on exposait autrefois dans les foires en est un triste exemple.

L'origine de l'hypertrichose chez l'homme est généralement héréditaire ou résulte de la prise de médicaments. La cause de l'hirsutisme est principalement hormonale. En particulier, un excès d'hormones mâles (androgènes) ou des follicules pileux hypersensibles à ces hormones. Les femmes atteintes de la maladie de Cushing peuvent montrer ce signe clinique.

Comme pendant de nombreuses années, la médecine vétérinaire n'a pas fait de distinction entre la maladie de Cushing et le PPID, on a pris l'habitude d'utiliser le terme d'hirsutisme même dans le cas du PPID. De nos jours, on parle d'hypertrichose lorsqu'on évoque une pilosité excessive chez les individus atteints de PPID.

L'hypertrichose est la manifestation clinique la plus spécifique du PPID. Elle est présente chez près de 70 % des chevaux atteints de PPID [102].

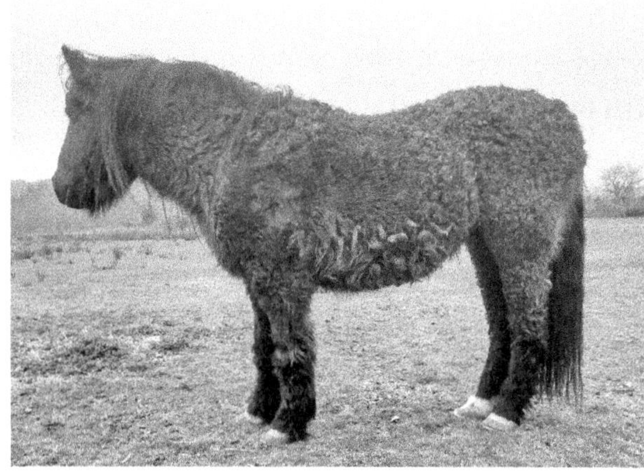

Hypertrichose à un stade avancé

L'hypertrichose commence généralement sous la mâchoire, sous l'encolure, sur les jambes et derrière les coudes. Le poil a l'air d'être plus terne et, au toucher, plus rude ou plus épais que la normale. Au fil du temps, elle va s'étendre au reste du corps. Chez les races à la robe fine, ce phénomène ne se produit pas toujours, et il faut parfois plus de temps pour le déceler.

Chez les ânes, notamment les races à poils longs, ces changements se remarquent moins car ils ont un poil plus long et plus épais que les chevaux. De plus, la mue de printemps chez les ânes est plus longue que chez les chevaux. Même en été, ils ont parfois des restes de leur poil d'hiver.

Hyperhidrose ou hypohidrose

L'hyperhidrose est une transpiration excessive. Chez les chevaux atteints de PPID elle est souvent localisée, sur l'encolure et sur les épaules. Tout comme pour les modifications du poil, la science n'a pas encore trouvé la cause exacte de l'hyperhidrose. Elle pourrait être due au poil long et épais. Cependant, il y a des chevaux qui continuent de transpirer ainsi après avoir été tondus ou même à des températures ambiantes basses.

Il peut également s'agir d'une conséquence de la pression exercée par l'hypophyse sur l'hypothalamus. Des niveaux élevés de bêta-endorphine dans le sang sont également étudiés comme une cause possible.

Dans le cas de l'hypohidrose, le cheval transpire en fait trop peu. Par conséquent, il ne peut pas évacuer la chaleur correctement ce qui peut entraîner une augmentation de la température corporelle et une accélération du rythme cardiaque et respiratoire. C'est un problème, surtout en été.

Polyurie et polydipsie

Une grande partie des chevaux atteints de PPID souffrent d'un dérèglement de l'insuline (anomalies du métabolisme de l'insuline). L'une des conséquences de ce phénomène est l'augmentation du taux de glucose dans le sang (hyperglycémie). Une partie du glucose se retrouve dans les urines. C'est ce qu'on appelle la glycosurie. Le glucose retient les liquides, ce qui pousse le cheval à uriner davantage (polyurie) et, par conséquent, à boire davantage (polydipsie).

Le taux élevé de cortisol que l'on peut trouver dans le sang des chevaux atteints de PPID est une deuxième cause possible de polyurie. Le cortisol a un effet inhibiteur sur l'hormone ADH (abréviation du terme anglais *Anti-Diuretic Hormone,* que l'on traduit par hormone antidiurétique). Cette hormone stimule l'absorption d'eau par les reins et contrôle la perte d'eau dans l'urine. L'inhibition de l'ADH signifie donc que davantage d'eau se retrouve dans l'urine. En outre, la production d'ADH est déjà diminuée. Cela s'explique par le fait que le grossissement du lobe intermédiaire de l'hypophyse exerce une pression sur la partie du lobe postérieur où l'ADH est stockée et pénètre dans la circulation sanguine [207].

30 % des chevaux atteints de PPID et de SME / dérèglement de l'insuline présentent à la fois polyurie et polydipsie, ce qui en fait un signe clinique important [107]. Chez les ânes, la polyurie et la polydipsie sont moins fréquentes que chez les chevaux et les poneys.

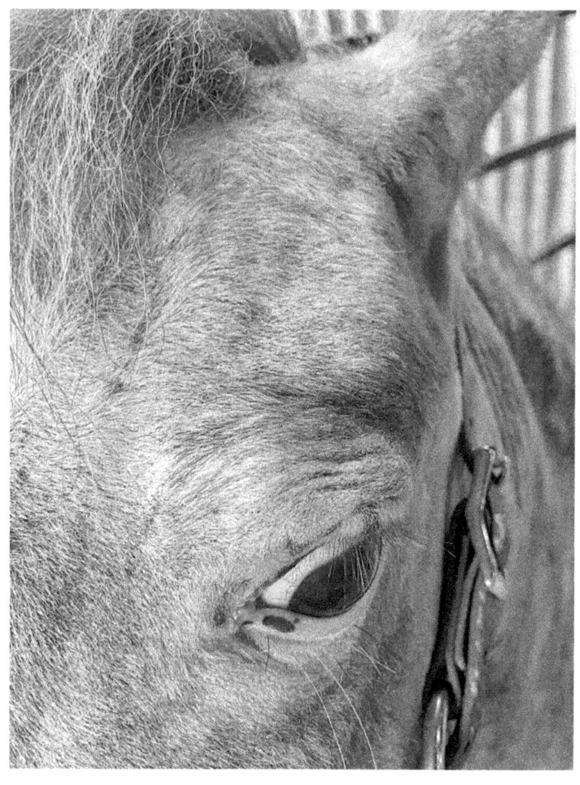

Amas graisseux au-dessus des yeux
(photo : Donna Nyland)

SME
Syndrome Métabolique Équin. Un ensemble de problèmes métaboliques interdépendants.

Dérèglement de l'insuline (DI)
Terme général désignant les anomalies du métabolisme de l'insuline. Notamment l'hyperinsulinémie et la résistance à l'insuline.

La polyurie se remarque rapidement chez les chevaux en box car ils le salissent plus vite. Quand les chevaux sont au pré et que vous devez remplir l'eau vous-même, c'est la polydipsie qui vous sautera aux yeux car la consommation d'eau peut facilement doubler.

Adiposité

L'adiposité est une forme de surpoids qui se caractérise par une répartition anormale des graisses sur le corps. Des amas de graisse au-dessus des yeux se voient fréquemment chez les chevaux atteints de PPID alors que chez les chevaux âgés et en bonne santé les salières se creusent. De la graisse peut également s'accumuler sous la paupière inférieure et donner aux yeux un aspect gonflé. Les propriétaires trouvent que le regard de leur cheval semble avoir changé. La graisse peut aussi s'accumuler au dessus des épaules, sur le tronc, la base de la queue, le fourreau ou les mamelles.

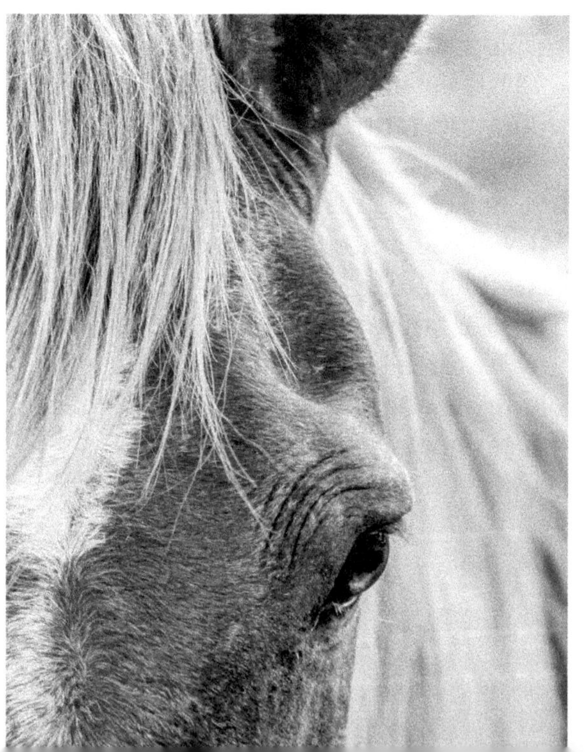

Salières creusées chez un senior sans adiposité
(photo : Rodolfo Quirós)

L'adiposité est un élément du SME. L'encolure épaisse que l'on observe souvent chez les chevaux atteints de SME ne se voit presque jamais chez les individus atteints de PPID mais sans ce trouble métabolique.

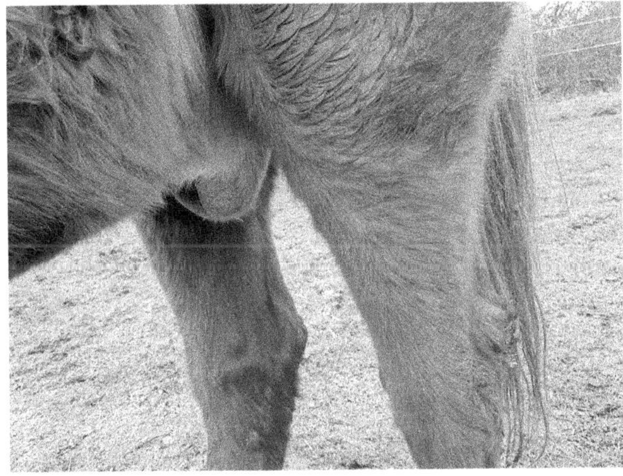

Fourreau gonflé

Vous avez lu plus haut que l'alpha-MSH était responsable d'une augmentation du stockage des graisses à l'approche de l'hiver. Ce mécanisme de survie est donc associé à l'adiposité (et à l'obésité) chez les chevaux atteints de PPID avec ou sans SME / dérèglement de l'insuline.

Perte de poids

Si sa dentition n'est pas en bon état, le cheval peut avoir mal lorsqu'il mâche ses aliments et faire des boulettes. Il va moins bien s'alimenter et perdre du poids. À cette perte de graisse corporelle, s'ajoute une fonte musculaire chez les chevaux atteints de PPID. Nous parlerons plus loin de ces problèmes dentaires et de la fonte musculaire.

Augmentation de l'appétit

Malgré la perte de poids, l'appétit des chevaux atteints de PPID est généralement normal. Certains individus semblent pourtant avoir toujours faim. Lorsque cela prend des formes extrêmes, on parle d'hyperphagie. Celle-ci pourrait être une conséquence de la résistance à la leptine (voir encadré page 45).

Modification du comportement

Les chevaux atteints de PPID sont plus calmes, parfois à la limite de l'apathie. Ils ont moins de cœur au travail. C'est ce qu'on appelle de l'intolérance à l'effort. Touchant un peu plus de 40 % des individus, il occupe la quatrième place des signes cliniques les plus fréquents.

À vrai dire, l'apathie et la diminution de l'ardeur au travail sont observées dans le cadre de n'importe quelle condition chronique. On dit aussi que les chevaux atteints de PPID sont dociles et plus tolérants à la douleur. Cela est attribué à des taux de bêta-endorphine jusqu'à 60 fois plus élevés. Les endorphines ont principalement un effet analgésique. Chez les individus souffrant de PPID, l'action (activité biologique) de la bêta-endorphine serait également plus puissante que chez les chevaux sains [105, 197].

Il n'est pas exclu que la baisse de la production de dopamine ait aussi un effet direct sur le comportement. La dopamine joue un rôle dans le système de récompense de l'organisme. Un taux de dopamine réduit entraînerait alors une diminution de la récompense hormonale et donc une modification du comportement. Actuellement, en ce qui concerne les chevaux atteints de PPID, il s'agit surtout d'une hypothèse.

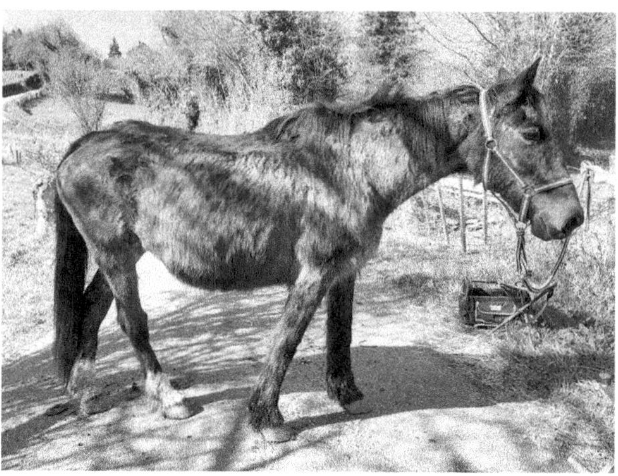

Ventre pendulaire dû à une atrophie musculaire

Certains signes cliniques ou complications peuvent également être considérés comme des affections distinctes modifiant le comportement. La résistance à l'insuline, par exemple, est associée à l'apathie [117].

Attention à ne pas confondre l'intolérance à l'effort avec une fourbure dormante. La légère douleur qui peut l'accompagner prive de nombreux chevaux de l'envie de faire de l'exercice.

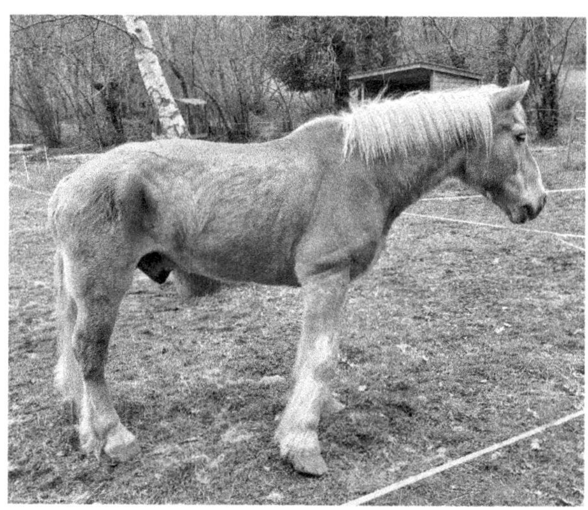

Atrophie musculaire avancée

Atrophie musculaire

Chez près de la moitié des individus souffrant de PPID, on observe une fonte musculaire que l'on appelle atrophie musculaire [102]. Les muscles s'amincissent et sont moins puissants. Cela commence par les épaules et le dos, puis c'est le tour du garrot et de la croupe. À un stade plus avancé, les muscles abdominaux se relâchent, ce qui donne ce ventre pendulaire caractéristique.

L'atrophie musculaire résulte d'un déséquilibre entre la production et la dégradation des protéines dans les muscles. Nous ne savons toujours pas exactement comment cela fonctionne. Les glucocorticoïdes sont cependant les premiers suspects. Ils provoquent une fonte musculaire en accélérant la dégradation des protéines [224]. Chez les chevaux atteints de PPID, on observe une augmentation d'une certaine enzyme (MuRF-1) qui joue un rôle dans la dégradation des protéines musculaires [169]. Les glucocorticoïdes stimulent cette enzyme. La résistance à l'insuline et l'inflammation chronique peuvent également participer à la fonte musculaire [233].

Bien que la perte musculaire soit aussi un trait fréquent lié au vieillissement, il faut la considérer comme un signe clinique important du PPID. La fonte musculaire due à l'âge est graduelle, alors que dans le cas du PPID, elle survient beaucoup plus rapidement.

En fonction de la race, de la condition physique et de l'excès de poids, la perte musculaire peut passer inaperçue au début. Un aspect « grumeleux » de la couche de graisse chez les chevaux en surpoids indique que les muscles sous-jacents s'atrophient.

Si vous montez toujours votre cheval, faites attention à cette fonte musculaire. Vous ne pouvez pas lui demander de vous porter s'il n'est plus assez musclé pour le faire.

Affaiblissement des tendons et des ligaments

Les tendons et les ligaments (faisceaux fibreux) peuvent s'affaiblir. Les problèmes liés au ligament suspenseur sont particulièrement fréquents, le plus souvent aux membres postérieurs. Cette affection douloureuse réagissant peu aux médicaments analgésiques, elle entraîne souvent l'euthanasie.

Chez les chevaux présentant ce problème, on constate un affaissement important du boulet (hyperextension). On peut comparer cela à la détérioration (dégénérescence) du tissu conjonctif qui se produit chez les personnes atteintes de la maladie de Cushing ou après des traitements de longue durée avec des doses élevées de corticostéroïdes synthétiques [241]. Chez ces personnes, une rupture du tendon d'Achille est courant [239].

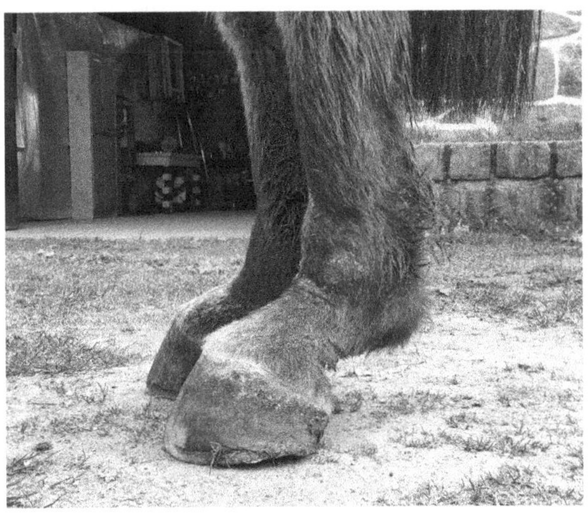

Hyperextension

On pense que c'est le cortisol qui provoque la dégénérescence du ligament suspenseur. Bien que les concentrations de cortisol ne soient pas structurellement élevées chez les chevaux atteints de PPID, la dégénérescence des tendons et des ligaments peut également résulter d'une trop grande quantité de cortisol libre dans le sang (voir page 24) [62]. Certains indices donnent à penser qu'un métabolisme du cortisol spécifique aux tissus joue un rôle dans les tendons et les ligaments (voir page 25) [12].

Il semble y avoir un lien entre le dérèglement de l'insuline et l'ESPA (*Equine Systemic Proteoglycan Accumulation,* en français accumulation systémique de protéoglycanes équins ou Desmite Dégénérative du Ligament Suspenseur DSLD) chez les Pasos péruviens et leurs croisements [241]. L'ESPA est un trouble du tissu conjonctif répandu au sein de cette race. La question est de savoir si l'on peut ou non transposer ce lien à d'autres races présentant un dérèglement de l'insuline. Ce qui est certain, c'est qu'au microscope, on observe des similitudes frappantes entre des morceaux de tissus provenant de tendons et de ligaments d'individus souffrant de PPID et aux boulets affaissés, de chevaux atteints d'ESPA et d'humains ayant des ruptures du tendon d'Achille.

Infections opportunistes et problèmes de résistance

Infections et inflammations

Les chevaux atteints de PPID sont la plupart du temps des chevaux âgés. L'âge avancé s'accompagne d'une diminution des défenses immunitaires. Cette caractéristique du vieillissement est appelée immunosénescence [147].

L'activité inflammatoire de l'organisme augmente également avec l'âge. On appelle cela en anglais, « inflamm-aging » (inflamm = inflammation, aging = vieillissement). Il s'agit d'une caractéristique du processus de vieillissement au cours duquel, entre autres, davantage de protéines pro-inflammatoires passent dans le sang. Cela peut causer une inflammation de bas grade [144].

Inflammation de bas grade
État inflammatoire chronique de l'organisme. Le système immunitaire est continuellement actif, mais à un niveau si bas que les manifestations inflammatoires classiques ne se produisent pas.

D'ailleurs, ce phénomène est plus prononcé chez les chevaux sains que chez les chevaux atteints de PPID [47]. Cela pourrait s'expliquer par les effets anti-inflammatoires de l'alpha-MSH et de la bêta-endorphine [95].

Certaines protéines pro-inflammatoires (ou : cytokines pro-inflammatoires) rendent les chevaux plus sensibles aux infections bactériennes. L'interleukine-8 (IL-8) en est un exemple. Chez les chevaux atteints de PPID, les concentrations sanguines d'IL-8 sont plus élevées [47, 78].

L'apparition d'inflammations chroniques est attribuée en partie à la résistance à l'insuline. Étant donné qu'au moins un cheval atteint de PPID sur trois présente également un dérèglement de l'insuline et donc une résistance à celle-ci, c'est un élément à prendre en compte.

Résistance à l'insuline
Également appelée insulinorésistance. Condition de l'organisme qui ne réagit pas correctement à l'insuline. Le glucose n'est alors pas absorbé de manière optimale et le taux de glycémie reste trop élevé.

L'alpha-MSH, la bêta-endorphine et le cortisol répriment les réponses immunitaires. Par conséquent, les infections et les inflammations peuvent passer inaperçues bien qu'elles soient présentes. Par exemple, il est fréquent qu'à l'autopsie on trouve des traces de pneumonie ou de cystite chronique, sans que le cheval en ait montré des signes cliniques de son vivant [130].

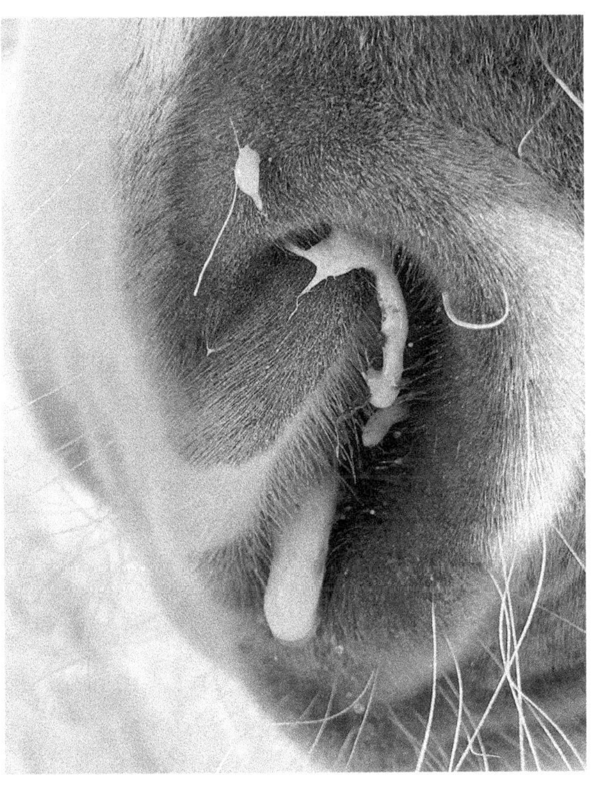

Sinusite

Les infections et inflammations les plus fréquemment constatées par le vétérinaire chez les chevaux atteints de PPID sont la dermatophilose, la gale de boue, la sinusite, l'uvéite, la parodontite, la pneumonie, la cystite, l'endométrite et les abcès du pied.

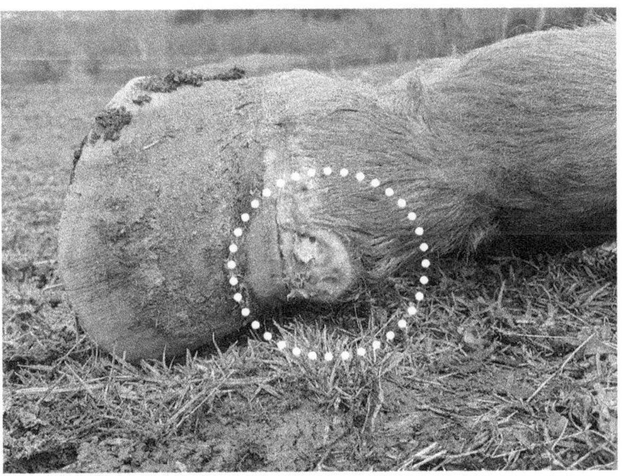

Abcès avec sortie en couronne

Le cheval peut souffrir d'une inflammation des ligaments et des (gaines des) tendons dès les premiers stades du PPID. Vous avez lu un peu plus haut que les chevaux atteints de PPID étaient plus sensibles à l'affaiblissement des tendons et des ligaments.

Certains chevaux sont doublement malchanceux et présentent les deux problèmes.

Les toxines libérées par l'inflammation activent les plaquettes sanguines qui forment des caillots dans les capillaires du sabot, les obstruant. En outre, elles libèrent de la sérotonine qui a un effet vasoconstricteur. L'obstruction des vaisseaux et la vasoconstriction entravent le flux sanguin vers les tissus essentiels dans les sabots. Cela peut contribuer au développement ou à l'aggravation d'une fourbure.

Une fourbure causée par une substance toxique tombe dans la catégorie des fourbures liées au SRIS. Ce n'est pas la même chose que la fourbure endocrinopathique que vous allez découvrir et qui est typique du PPID. Les inflammations peuvent donc contribuer à la fourbure par une autre voie.

Mauvaise cicatrisation des plaies

Chez les vieux chevaux en général et chez ceux atteints de PPID en particulier, les plaies guérissent plus lentement.

La sensibilité de la cornée de l'œil est plus faible chez certains chevaux atteints de PPID [127]. Ce phénomène, qui s'ajoute au vieillissement et à l'augmentation des taux de mélanocortines dans le sang, est associé à une altération de la cicatrisation des plaies. Il peut augmenter le risque d'ulcères cornéens mal guéris ou récurrents.

Plus sensible à l'infestation par les vers, nombre d'œufs plus élevé dans les crottins

Chez les chevaux atteints de PPID on dénombre souvent une grande quantité d'œufs de parasites dans les crottins. Cela indique qu'ils sont plus susceptibles d'être infestés par des vers. L'infestation est souvent plus grave chez eux que chez les chevaux sans PPID.

On ne sait pas encore quel mécanisme est responsable de cette sensibilité accrue aux parasites chez les chevaux atteints de PPID. Les coupables les plus évidents sont la baisse de leur résistance immunitaire et leur prédisposition aux infections. Il convient de noter ici que dans une étude de 2010, il n'a pas été constaté que ce risque augmentait seulement avec l'âge [132].

Production de lait anormale

L'un des problèmes auxquels les juments peuvent être confrontées est celle d'une production de lait anormale. Il peut s'agir d'une sécrétion de lait qui se poursuit après le sevrage du poulain ou d'une montée de lait chez les juments qui n'allaitent pas (une sorte de lait de sorcière).

La cause pourrait être une trop grande quantité de l'hormone prolactine produite dans le lobe antérieur (c.-à-d. le lobe tubéral, voir page 16) de l'hypophyse. On ne sait pas exactement comment le PPID affecte la concentration de prolactine. Ce que l'on sait, c'est que la sécrétion de prolactine, comme celle des mélanocortines, est inhibée par la dopamine [58]. Le déficit en dopamine chez les juments atteintes de PPID pourrait donc entraîner une production excessive de prolactine [190].

Chaleurs irrégulières, infertilité

Plus les juments vieillissent, plus elles risquent d'avoir des cycles irréguliers et plus il leur est difficile, voire impossiblc, dc concevoir. Chez les juments atteintes de PPID, ce phénomène peut être encore plus prononcé que chez les juments saines et âgées.

On pense que cela est dû à une plus faible inhibition dopaminergique d'hormones gonadotropes importantes. Par exemple, la prolactine susmentionnée a un effet inhibiteur sur l'ovulation. Donc si la prolactine n'est pas suffisamment contenue par la dopamine, l'ovulation est fortement freinée.

Une autre possibilité serait la production réduite des hormones gonadotropes FSH (de l'anglais *Follicle-Stimulating Hormone*, que l'on traduit par hormone folliculo-stimulante) et LH (de l'anglais *Luteizing Hormone*, qui est en français hormone lutéinisante), résultant de l'effet inhibiteur exercé sur elles par certaines hormones corticosurrénales (androgènes). À un stade plus avancé, la production d'hormones diminue en raison de la pression exercée par le grossissement du lobe intermédiaire de l'hypophyse sur le lobe antérieur, où ces hormones sont produites [104].

Bien que la plupart des études montrent que les taux de cortisol dans le sang n'augmentent généralement pas trop dans le cas du PPID, c'était pourtant le cas dans une étude spécifique sur la relation entre le PPID et l'infertilité chez les poulinières [225]. Le cortisol a un effet inhibiteur sur le lobe antérieur de l'hypophyse.

Il existe également un lien entre le SME / dérèglement de l'insuline et les problèmes de fertilité [66]. L'obésité, les taux élevés d'insuline et de leptine et les protéines pro-inflammatoires peuvent tous contribuer à réduire la fertilité des juments. Étant donné qu'une partie des chevaux atteints de PPID présentent également un SME / DI, c'est un facteur à prendre en compte.

Les individus atteints de PPID sont plus sujets aux inflammations, dont l'endométrite chronique qui peut contribuer à l'infertilité.

Fourreau gonflé et accumulation de smegma

Les mâles ont également leurs problèmes spécifiques liés au PPID. Comme vous l'avez lu précédemment, il peut y avoir un amas de gras autour du fourreau, ce qui lui donne un aspect gonflé. Un problème plus important est qu'à cause de ce gonflement, le smegma (lubrifiant de la peau) ne s'en va pas facilement et s'accumule formant parfois des boules dures que l'on appelle des haricots. Dans certains cas, ces haricots peuvent bloquer les voies urinaires, avec toutes les conséquences désagréables que cela entraîne.

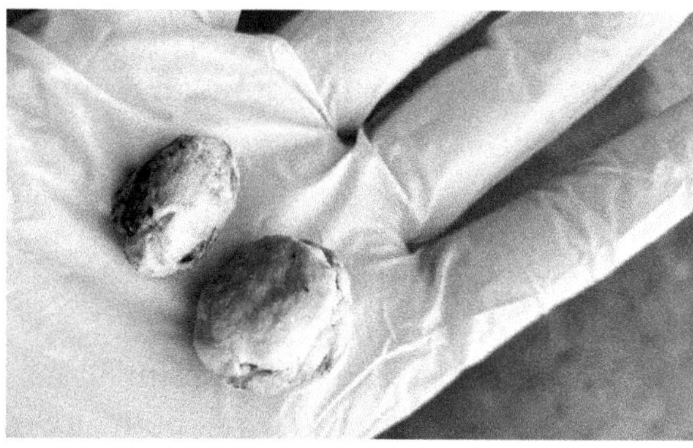

Haricots
(photo : Kady Mauro)

Le smegma qui sort du fourreau colle et sent mauvais et laisse souvent des traces grasses sur la face interne des membres postérieurs. L'accumulation de smegma est plus fréquente chez les hongres que chez les étalons, car ils ne sortent pas complètement le pénis du fourreau. Si l'intérieur du fourreau n'est pas régulièrement nettoyé, il peut s'infecter.

Problèmes neurologiques

Les problèmes neurologiques ne surviennent qu'à un stade avancé du PPID car ils résultent d'un grossissement du lobe intermédiaire de l'hypophyse, un phénomène clinique qui se produit au bout d'un certain temps. L'hypophyse occupe alors un espace plus important et exerce une pression sur les parties environnantes du cerveau. Cela cause des troubles comme la cécité, des crises d'épilepsie, la narcolepsie (crises de sommeil irrépressibles) et l'ataxie (dysfonctionnement musculaire). Dans le cas de la cécité, l'hypophyse appuie sur la partie du cerveau où se croisent les nerfs optiques : le chiasma opticum. Heureusement, ces problèmes ne sont pas courants, car ils constituent un lourd fardeau pour le cheval âgé.

Ostéoporose

L'ostéoporose est une déminéralisation (décalcification) avancée du tissu osseux, qui entraîne une diminution de la qualité des os. Le risque de fractures osseuses augmente. L'ostéoporose est déjà plus fréquente chez les chevaux âgés, mais elle peut également survenir en tant que complication du PPID. On pense que le cortisol en est responsable.

D'après les statistiques, parmi les chevaux euthanasiés pour des fractures du bassin, des côtes, des mâchoires et de l'os du pied, les individus atteints de PPID représentent un nombre supérieur à la moyenne [203].

Un autre problème est que la surface de l'os du pied se réduit en raison de l'ostéoporose. Cela réduit la zone de liaison entre l'os du pied et la paroi du sabot, ce qui peut exacerber une fourbure.

Problèmes dentaires / EOTRH

EOTRH est l'abréviation anglaise de *Equine Odontoclastic Tooth Resorption and Hypercementosis,* que l'on traduit par résorption dentaire odontoclastique équine et hypercémentose.

- *Equine* fait référence aux équidés,
- *Les odontoclastes* sont des cellules impliquées dans la résorption (dissolution) du tissu dentaire dur,
- *L'hypercémentose* est la formation anormale et excessive de ciment : la substance osseuse qui recouvre toute la surface de la racine de la dent, la protège et aide à l'ancrer dans l'os de la mâchoire sous la ligne gingivale.

L'EOTRH est une affection dentaire des chevaux âgés qui entraîne une dégradation (déchaussement ou inflammation) des dents, notamment des incisives et des canines. Les racines de plusieurs dents se dissolvent progressivement. Le corps tente de stabiliser ces dents ou de combattre l'infection en produisant un surplus de ciment autour des racines (hypercémentose). Ces dents sont infectées par des bactéries et des abcès peuvent se former. Les dents peuvent se déchausser ou même se casser. Dans les cas graves, la maladie attaque l'os de la mâchoire (ostéite) [248].

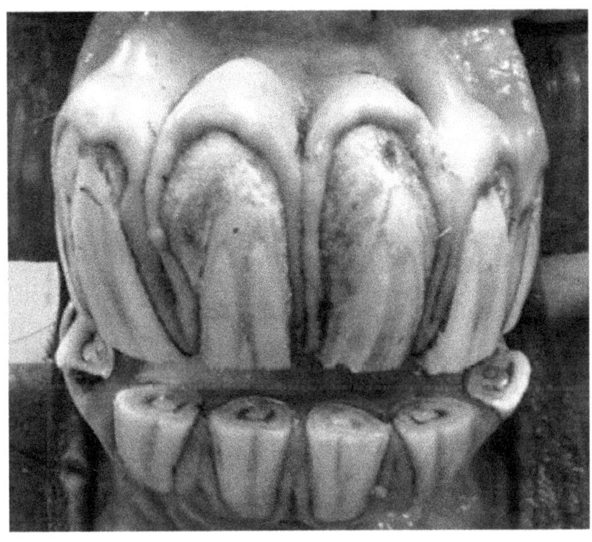

EOTRH
(photo : Cedric Coucke)

L'EOTRH est une maladie à évolution lente dont la cause n'est pas encore bien connue. Une pression inégale entre les tables dentaires supérieure et inférieure due à un mauvais alignement et des aliments trop durs (carottes) donnés pendant une longue période pourraient jouer un rôle.

Il semblerait que les chevaux atteints de PPID ou de SME ont un risque plus élevé de développer la maladie. Mais il est aussi possible que l'EOTRH et le PPID soient deux pathologies autonomes pouvant affecter les chevaux âgés.

Cette affection étant douloureuse, des difficultés à s'alimenter apparaissent. Un manque d'appétit et une perte de poids peuvent en résulter. On observe également une salivation excessive. Des toxines bactériennes peuvent passer dans la circulation sanguine et provoquer des infections dans d'autres organes. Au prochain chapitre, vous lirez que les toxines peuvent être indirectement une cause partielle du PPID.

En fonction de la gravité de l'affection, il peut être nécessaire de faire arracher les dents concernées. La plupart des chevaux mâchent l'herbe et le foin sans problème avec leurs molaires, à condition qu'elles soient encore en bon état. Ils sont également très habiles pour saisir l'herbe et le foin avec les lèvres et la langue. Il est indispensable de faire contrôler régulièrement les dents restantes par le dentiste pour assurer une bonne hygiène buccale (et éliminer le tartre).

SME / DÉRÈGLEMENT DE L'INSULINE

Une grande partie des chevaux atteints de PPID ont aussi le SME / dérèglement de l'insuline. Cela est associé à un risque accru de fourbure et à un pronostic plus défavorable [210, 237].

DÉRÈGLEMENT DE L'INSULINE

L'ensemble des processus où l'insuline joue un rôle est appelé métabolisme de l'insuline. Le dérèglement de l'insuline (DI) est le terme collectif désignant toute combinaison d'anomalies du métabolisme de l'insuline. Le dérèglement de l'insuline comprend l'hyperinsulinémie (HI) et la résistance à l'insuline (RI). Dans l'HI, il y a trop d'insuline dans le sang ; dans la RI, les cellules ne répondent pas correctement à l'insuline. Alors qu'auparavant l'accent était mis principalement sur la RI, on s'intéresse aujourd'hui de plus en plus à l'HI et à la réponse insulinique aux aliments.

Le dérèglement de l'insuline est l'anomalie hormonale centrale du SME [156]. C'est pourquoi, dans cet ouvrage, nous les désignons ensemble par « SME / dérèglement de l'insuline » (ou : SME / DI), sauf si nous parlons spécifiquement d'un élément de l'une ou l'autre.

Lorsqu'un cheval mange des aliments riches en sucres et en amidons rapidement digestibles, le taux de glucose du sang augmente. Le corps réagit en produisant de l'insuline. L'insuline est une hormone produite par le pancréas. Son rôle est de faire en sorte que les cellules absorbent ce glucose. Le pancréas continue de produire de l'insuline jusqu'à ce que le taux de glucose revienne à la normale [156].

Pancréas
Glande mixte (c.-à-d. à la fois exocrine et endocrine) située au niveau du duodénum qui sécrète des hormones, dont l'insuline, pour faciliter le catabolisme de certains nutriments.

Après l'ingestion de nourriture, des hormones sont produites dans l'intestin grêle qui stimulent également la production d'insuline par le pancréas. Ces hormones sont appelées incrétines (GLP-1, GIP) [86]. Il est concevable qu'une production accrue et prolongée d'incrétines entraîne une hyperplasie (prolifération cellulaire) des cellules bêta du pancréas produisant l'insuline, ce qui contribue à l'hyperinsulinémie [156].

Des récepteurs de l'insuline se trouvent sur les parois des cellules musculaires mais aussi des cellules du tissu adipeux et conjonctif. L'insuline « dit » aux cellules, via ces récepteurs, qu'elles doivent absorber et brûler du sucre. S'il y a trop de sucre dans le sang et trop souvent, il y aura aussi trop d'insuline. S'il y a trop d'insuline dans le sang et trop souvent (HI), alors avec le temps les récepteurs deviendront moins sensibles à celle-ci (RI) [157].

Hyperglycémie

Il reste alors beaucoup trop de sucre dans le sang, ce qu'on appelle de l'hyperglycémie. Le cheval qui ne peut utiliser ce sucre, ressent une sensation de faim et va manger plus. Le problème va alors empirer car les taux de sucre et d'insuline dans le sang augmentent.

L'excédent de sucre va être stocké sous forme de graisse ou de sucre musculaire (glycogène). À un stade ultérieur, le pancréas ne parviendra plus à produire suffisamment d'insuline, mais ce stade se produit rarement [48].

Clairance de l'insuline

Outre l'augmentation de la production d'insuline, la réduction de la dégradation et de l'élimination de l'insuline (clairance de l'insuline) par le foie et les reins peuvent aussi contribuer à l'HI et, à plus long terme, à la RI [170]. La diminution de la clairance de l'insuline par le foie peut être due à la stéatose hépatique, qui résulte elle-même de l'obésité et d'un dérèglement de l'insuline, entre autres facteurs. Un cercle vicieux, donc. Il convient de noter ici que l'altération de la clairance de l'insuline n'est pas considérée comme une cause primaire d'hyperinsulinémie chez les chevaux.

Hypercortisolémie

Chez les individus atteinte de PPID et présentant une hypercortisolémie, davantage de protéines et de graisses sont converties en glucose dans le foie. Le cortisol réduit également la sensibilité des tissus à l'insuline et donc l'absorption du glucose. Cela contribue au développement ou à l'aggravation du dérèglement de l'insuline [135]. L'étude de 2016 citée précédemment a révélé que les chevaux atteints d'HI présentaient des taux élevés de cortisol libre dans le sang [62].

Fer

Un excès de l'oligo-élément fer dans l'organisme du cheval pourrait également contribuer au développement ou à l'exacerbation de l'hyperinsulinémie [171] et à la résistance à l'insuline [208]. En outre, en cas d'HI, le foie stocke davantage de fer [171]. L'excès de fer et la résistance à l'insuline vont donc se renforcer mutuellement. Il se crée un cycle de cause à effet.

Hyperinsulinémie et fourbure

Plusieurs études montrent que l'HI, même sans RI, est un facteur prédictif de taille pour la fourbure. Dans ces études, l'hyperinsulinémie expérimentale, à des taux de glycémie normaux, a provoqué une fourbure chez les animaux de laboratoire [109, 110, 151].

L'hyperinsulinémie et la résistance à l'insuline sont presque toujours liées et se renforcent mutuellement. La RI exacerbe l'HI ; l'HI contribue à l'apparition ou à l'aggravation de la RI.

SME

Le dérèglement de l'insuline est un élément important du *Syndrome Métabolique Équin* (SME). Le SME est un ensemble de troubles. Il s'agit, outre le dérèglement de l'insuline, de problèmes de poids (en particulier d'adiposité), d'hypertension, de taux élevés de graisse dans le sang et de concentrations anormales d'adipokines (voir encadré). Tous ces aspects du SME sont connus pour jouer un rôle dans le développement de la fourbure.

Les chevaux peuvent avoir un poids corporel normal et être atteints de SME. L'inverse se produit également [60, 70]. Autrement dit : tous les chevaux atteints de SME ne sont pas en surpoids ; tous les chevaux gras ne sont pas atteints de SME.

Le SME est le résultat d'une interaction entre une prédisposition héréditaire et des facteurs environnementaux. Le risque de fourbure dépend de la relation entre ces deux éléments [222]. Et on ne sait toujours pas exactement comment les facteurs héréditaires contribuent au développement du SME.

LEPTINE, DÉRÈGLEMENT DE LA LEPTINE ET ADIPONECTINE

LEPTINE

La leptine est une hormone produite ponctuellement après un repas et transportée par le sang vers le cerveau où elle se lie aux récepteurs de la leptine se trouvant sur la paroi des cellules nerveuses de l'hypothalamus.

L'hypothalamus enclenche alors une diminution de la prise alimentaire et une augmentation du métabolisme (combustion). En revanche, si peu de leptine se lie aux récepteurs, le message sera de manger davantage pour maintenir le poids corporel. Le métabolisme est également ralenti. La leptine contrôle ainsi l'équilibre entre faim et satiété, c'est pourquoi on l'appelle l'hormone de la satiété.

DÉRÈGLEMENT DE LA LEPTINE

La leptine est une adipokine. Les adipokines sont des hormones produites par les adipocytes (cellules permettant le stockage des graisses). Plus le cheval a de graisse corporelle, plus il y a de leptine dans le sang [83]. Quand le taux de leptine reste longtemps trop élevé (hyperleptinémie), les récepteurs de la leptine perdent de leur sensibilité à l'hormone. Dans cette situation, appelée résistance à la leptine, la leptine circule dans le sang, mais l'hypothalamus n'y répond pas correctement. Le cheval mange plus qu'il ne peut brûler. Il en résulte une (aggravation de l') obésité et de l'adiposité ainsi qu'une résistance à l'insuline. L'hyperleptinémie et la résistance à la leptine sont regroupées sous le terme de dérèglement de la leptine qui est l'une des composantes potentielles du SME.

ADIPONECTINE

L'adiponectine est une adipokine qui augmente la sensibilité de l'organisme à l'insuline. En tant que telle, elle est l'une des hormones responsables du maintien d'un taux de glycémie optimal. Elle a également une action anti-inflammatoire.

Les chevaux atteints de SME sécrètent moins d'adiponectine (hypo-adiponectinémie). Cela peut contribuer à aggraver la résistance à l'insuline ou à son apparition [210].

Les chevaux âgés ont des taux d'adiponectine plus faibles que leurs congénères plus jeunes [7].

Chez un cheval sain, la leptine et l'adiponectine sont en équilibre. Chez un cheval en surpoids (obésité ou adiposité), ces taux sont déséquilibrés, au détriment de l'adiponectine.

Ce que l'on sait, c'est qu'il existe des chevaux chez qui le SME, génétiquement, est une épée de Damoclès. Un petit changement négatif dans leurs conditions de vie fera pencher la balance du mauvais côté pour eux. À l'autre extrémité du spectre, on trouve des chevaux dont le risque héréditaire est très faible. Pourtant, ils ne sont pas nécessairement à l'abri. Si vous les poussez dans la mauvaise direction pendant assez longtemps avec une alimentation bourrée de sucres rapides et d'amidon, ils peuvent eux aussi être touchés par le SME. Un groupe d'éminents scientifiques soutient même que cela peut être le cas pour n'importe quel cheval, y compris ceux n'ayant aucune prédisposition [222].

À partir des statistiques les moins négatives, un cheval sur trois atteint de PPID présentera un dérèglement de l'insuline [223]. Si le PPID est plus fréquent chez les chevaux âgés, le dérèglement de l'insuline et le SME peuvent survenir à tout âge et sont souvent diagnostiqués chez les jeunes chevaux.

Les poneys et les ânes ont généralement une sensibilité à l'insuline plus faible que les chevaux. Par conséquent, ils sont sur représentés dans le groupe des individus souffrant de PPID et présentant un dérèglement de l'insuline.

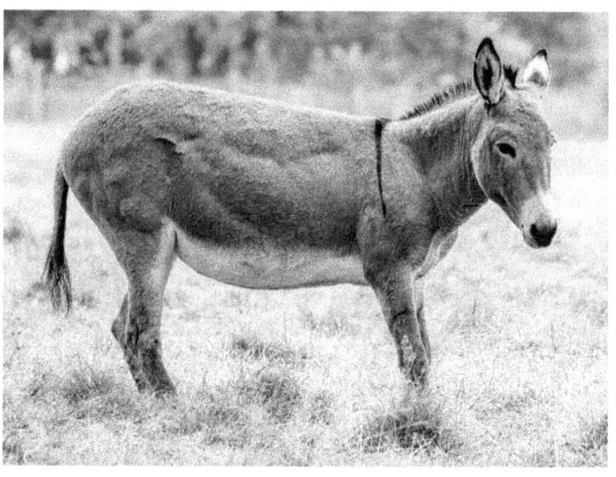

Un âne en surpoids sévère, par suite d'un dérèglement de l'insuline *(photo : David Selbert)*

SME VS. PPID

La question est de savoir si le SME peut rendre un animal plus susceptible de développer le PPID et vice versa, ou si ces deux affections ne sont pas liées. Pour l'instant, la science n'a pas encore tranché. L'expérience pratique des vétérinaires montre cependant que les chevaux atteints de SME ont le PPID à un âge plus jeune que la moyenne. Dans l'attente de plus de certitude, il vaut mieux pécher par excès de prudence et essayer au moins de prévenir l'apparition du SME. En bref, un exemple classique de « ça ne coûte rien d'essayer ».

Les chevaux atteints de PPID sont 2,7 fois plus susceptibles de présenter une hyperinsulinémie que les chevaux sains du même âge [214].

Les chevaux qui ont à la fois SME / DI et PPID présentent une hyperinsulinémie plus sévère. Par conséquent, ils courent un risque de fourbure plus élevé que les chevaux atteints par une seule de ces deux affections. En l'état actuel des choses, il n'est pas prouvé que le PPID entraîne un SME / DI [202].

En fait, une étude de 2017 a conclu que ni l'augmentation ni la diminution de l'activité dopaminergique, à long ou à court terme, n'avaient d'impact sur la production d'insuline ou la sensibilité à l'insuline chez les chevaux insulinorésistants ou les chevaux insulino-sensibles [167].

La sensibilité à l'insuline diminue par définition chez les chevaux âgés [79]. Étant donné que le PPID se manifeste principalement chez les chevaux âgés, nous devons également y voir une explication partielle de la résistance globale à l'insuline. En fait, il n'est pas à exclure que chez les plus de 15 ans, l'hyperinsulinémie et le PPID ne soient pas du tout liés.

FOURBURE

La fourbure sévère est la manifestation la plus dévastatrice du PPID. Le pronostic est généralement mauvais. La douleur intense chronique ou récurrente de la fourbure et les abcès du pied qui l'accompagnent (voir encadré page 54), sont donc ce qui motive le plus souvent l'euthanasie.

Heureusement, les individus atteints de PPID ne font pas tous une fourbure. La revue de littérature de 2018 mentionnée plus haut indique que cela se produit chez 48,9 % des malades [102]. Si l'on devait inclure la fourbure subclinique à ces statistiques, ce pourcentage serait toutefois plus élevé.

SUBCLINIQUE
Stade précoce d'une affection, sans signes cliniques reconnaissables ou observables.

Une étude australienne a révélé que le dérèglement de l'insuline était présent chez trois chevaux sur quatre atteints de PPID et fourbus [131]. Dans une autre étude, tous les chevaux atteints de PPID et fourbus présentaient également une hyperinsulinémie [163]. Cependant, l'échantillon ayant servi à cette étude était beaucoup plus restreint que celui de l'étude australienne (16 contre 274 chevaux).

Contrairement à la fourbure aiguë, où le cheval, soudainement, ne peut plus marcher et montre des signes de douleur évidents, la fourbure chez les chevaux atteints de PPID peut passer presque inaperçue. Le cheval se montre seulement un peu sensible ou fait des foulées plus courtes, des signes qu'on peut aussi attribuer à de l'arthrose ou d'autres problèmes liés à l'âge.

Au début, les signes cliniques de fourbure peuvent même passer complètement inaperçus chez les individus souffrant de PPID à cause de la production de bêta-endorphine plus élevée qui augmente le seuil de douleur [117]. Les endorphines agissent comme des analgésiques. Dans le cas du PPID, leur effet semble même être six fois plus élevé [105]. Comme ces chevaux atteints de PPID et présentant une fourbure naissante ressentent moins de douleur, ils vont surcharger les tissus endommagés du sabot et empirer les lésions [197].

Dans une étude réalisée en 2019, 76 % des chevaux atteints de PPID présentaient une fourbure. Leurs propriétaires ne l'avaient remarqué que dans 37 % des cas [13].

Une fourbure inexpliquée chez un cheval âgé de quinze ans ou plus > toujours tester le PPID et le dérèglement de l'insuline. La même chose vaut pour les chevaux qui font une fourbure à la fin de l'automne, mais pas au printemps.

Chez certains chevaux, la fourbure est la seule manifestation du PPID. C'est pourquoi les vétérinaires ne vont pas tous faire le lien avec un PPID, notamment s'il s'agit d'un jeune cheval, alors que cela peut parfois se produire [126].

Le texte encadré de la page 71 vous indique comment reconnaître la fourbure. Au moindre soupçon, faites intervenir le vétérinaire et appelez votre professionnel des soins des sabots.

Nous allons maintenant nous intéresser de plus près à la fourbure. Si vous voulez connaître les tenants et aboutissants de cette vilaine maladie, lisez le livre « La fourbure : comprendre, guérir, prévenir » (ISBN 978-94-93034-05-1).

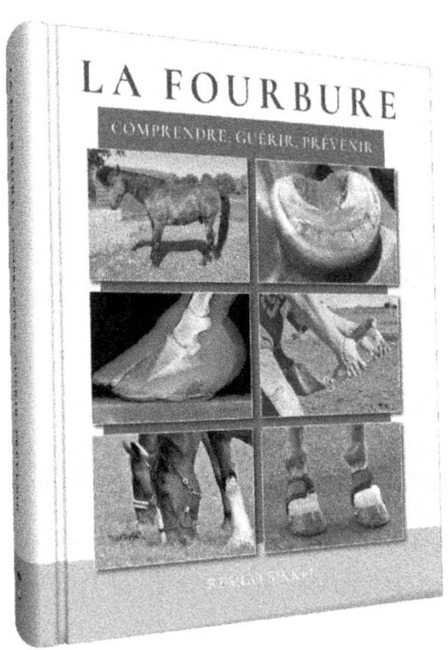

Anatomie du sabot

Tout d'abord, voyons comment le sabot est constitué *. En observant le sabot depuis l'extérieur, nous voyons la boîte cornée. Celle-ci forme une sorte de chaussure tout autour des structures internes.

* Voir aussi les illustrations à la page 50

La boîte cornée comporte la paroi, la ligne blanche, la sole, la fourchette et les glomes. À l'intérieur on trouve des os, des tendons et des ligaments, des cartilages, des tissus conjonctifs, des vaisseaux sanguins et des nerfs.

Os et tendons

L'os du pied est celui qui se trouve le plus bas dans la boîte cornée. Avec l'os de la couronne et l'os naviculaire il forme l'articulation du pied. Le tendon fléchisseur profond du doigt passe sur l'os naviculaire. Il est rattaché à la partie inférieure de l'os du pied. Son autre extrémité est attachée au muscle fléchisseur profond. La force de traction du muscle fléchisseur est transmise à l'os du pied par le tendon. Le cheval peut ainsi fléchir la jambe vers l'arrière et poser le pied sur le sol. Le tendon extenseur du doigt est attaché à l'avant de l'os du pied. Par le biais de ce tendon, le muscle extenseur tire le pied vers l'avant.

Cartilages ungulaires

À l'arrière du pied se trouvent les cartilages ungulaires. On peut sentir leur partie supérieure à la jonction du creux du paturon avec la paroi. Dans leur partie inférieure se trouve le coussinet digital. Ce dernier est un tissu conjonctif qui agit comme un amortisseur intercalé entre la sole et la fourchette d'un côté et les tendons, les os, les articulations et les cartilages ungulaires de l'autre côté.

Sous le sabot

Sous le sabot on voit la fourchette, la sole, la ligne blanche et la partie de la paroi en contact avec le sol. La fourchette assure l'adhérence au sol et participe à l'amortissement des chocs. Elle joue un rôle essentiel dans le mécanisme du pied (l'alternance d'un évasement et d'un rétrécissement du sabot lorsque le pied s'appuie puis quitte le sol). Au centre de la fourchette se trouve la lacune médiane. Une lacune médiane saine est large et peu profonde.

La zone se trouvant entre la fourchette et la paroi s'appelle la sole. Le tissu formant la corne de la sole est solide et élastique. Il protège l'os du pied. Une sole saine est légèrement concave. La forme concave contribue au mécanisme du pied et par là à une bonne circulation sanguine ainsi qu'à l'amortissement des chocs. La ligne blanche est ce qui connecte la paroi et la sole. Comme son nom ne l'indique pas, elle est d'une couleur jaunâtre. Une ligne blanche saine est large d'environ deux millimètres.

Paroi

La paroi est une couche de corne épaisse qui protège les tissus internes vulnérables de l'intérieur du sabot, c'est elle qui lui donne sa robustesse. Elle n'est pas censée supporter tout le poids du cheval. La partie avant de la paroi s'appelle la pince. Si l'on compare le sabot au cadran d'une montre, la pince se trouve entre 10 et 14 heures.

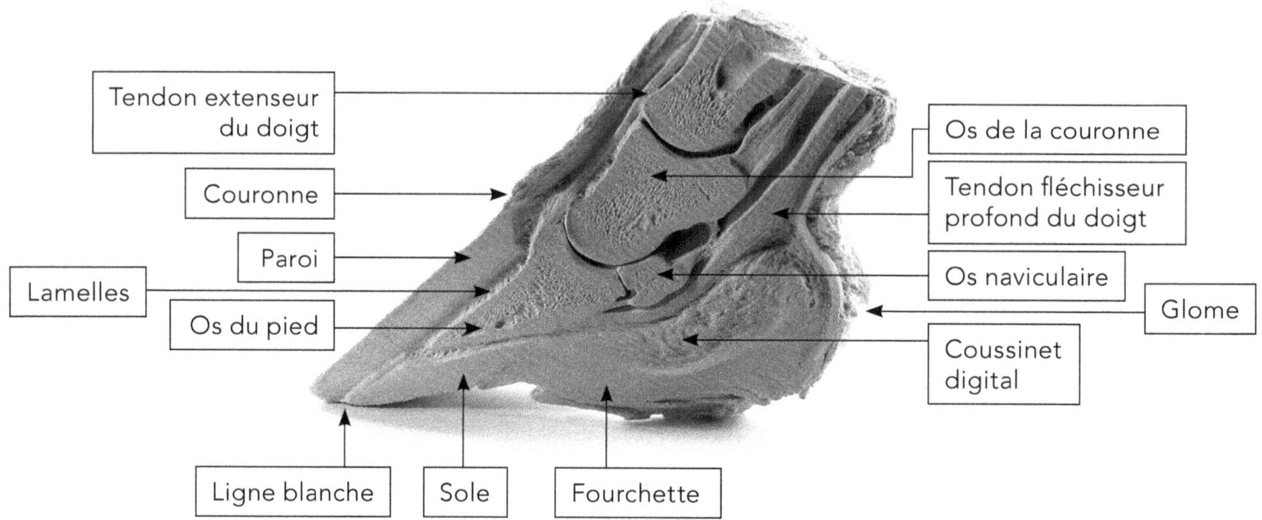

(moulage et photo : Christoph von Horst)

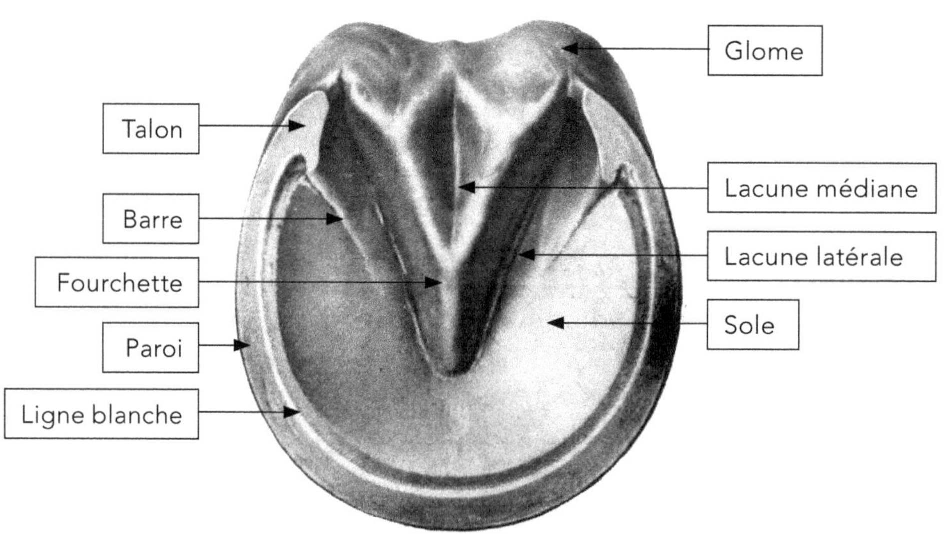

(illustration : W. Ellenberger)

À l'arrière de la paroi se trouvent les talons. En talon, la paroi s'infléchit des deux côtés vers la fourchette. Ces parties se nomment les barres. Elles sont parallèles à la fourchette. Entre les barres et la fourchette se trouvent les lacunes latérales de la fourchette. Les glomes se trouvent à la jonction entre les talons et le paturon.

Connexion lamellaire

Une construction intelligente permet à la paroi d'être rattachée à l'intérieur du pied : la connexion lamellaire. Celle-ci joue un rôle important dans la fourbure. C'est pourquoi nous allons bien l'examiner ici. Toute la partie interne du pied est tapissée par le derme du sabot. La partie du derme du sabot se trouvant autour de l'os du pied et des cartilages ungulaires se nomme le derme lamellaire. Le derme lamellaire est recouvert par environ 600 bandes fines de tissu cutané : les lamelles dermiques.

Sur la face interne de la paroi se trouvent le même nombre de lamelles épidermiques. Les lamelles dermiques et les lamelles épidermiques s'emboîtent les unes dans les autres un peu comme une bande Velcro. À cette fin elles ont des lamelles secondaires. Entre elles se trouve une fine pellicule de tissu conjonctif qui les lie entre elles. Cette pellicule s'appelle la membrane basale. Sur cette membrane se trouvent des protéines qui assurent la jonction avec les cellules cornées de la paroi. Ce sont les hémidesmosomes. Ces deux types de lamelles et la membrane basale composent ensemble la connexion lamellaire.

Description

On dit qu'un cheval est fourbu quand la connexion lamellaire est endommagée au point que les lamelles dermiques et lamelles épidermiques ne tiennent plus ensemble. La connexion entre la paroi et l'os du pied se rompt. L'os du pied commence à se déplacer dans la boîte cornée. Il bascule et, dans les cas les plus graves, peut s'affaisser (descente distale) ou percer la sole (perforation de la sole).

Cause

On distingue trois types de fourbures en fonction de leur cause principale. Dans le cas du PPID, il s'agit d'une fourbure endocrinopathique (également : fourbure liée à un problème hormonal). Les deux autres types sont la fourbure liée au SRIS et la fourbure traumatique.

FOURBURE ENDOCRINOPATHIQUE
Fourbure survenant suite à des problèmes hormonaux.

FOURBURE LIÉE AU SRIS
Fourbure qui se produit à cause de la libération de toxines dans la circulation sanguine.

FOURBURE TRAUMATIQUE
Fourbure survenant par suite de la surcharge prolongée, répétitive ou incorrecte des pieds sur un sol dur.

Une étude finlandaise a recensé près de 90 % de cas de fourbure endocrinopathique chez les chevaux qui se sont présentés pour la première fois dans une clinique universitaire vétérinaire avec ce problème. Un tiers d'entre eux souffraient d'un PPID [36].

CORTISOL OU SME / DI ?

La science ne sait pas encore tout à fait ce qui se passe exactement avec le PPID et la fourbure. On pensait auparavant que la perte des variations normales du taux de cortisol au cours de la journée en était responsable. On a cru que l'influence directe du cortisol sur le tissu du sabot (la connexion lamellaire) en était la cause.

On en est revenu. On suppose maintenant que le SME / DI est le principal coupable [156, 214, 101]. Par conséquent, la fourbure est alors un phénomène clinique secondaire et n'est pas directement causée par le PPID. En fait, la fourbure endocrinopathique n'est pas beaucoup plus souvent diagnostiquée chez les chevaux atteints de PPID que chez les chevaux non atteints de PPID, sauf quand un dérèglement de l'insuline a été identifié comme trouble annexe [197].

En fait, il n'a pas encore été démontré de façon incontestable que le dérèglement de l'insuline soit, dans ces cas, une conséquence du PPID. Il peut arriver que les deux conditions coexistent [222]. Ce qui ne change rien au fait qu'elles peuvent ensuite s'influencer négativement l'une l'autre. Les mélanocortines, dont une trop grande quantité circule constamment dans le sang chez les individus atteints de PPID, ont une influence négative chez les chevaux atteints de SME / DI et de fourbure endocrinopathique [45,156].

SME / DÉRÈGLEMENT DE L'INSULINE

Voyons un peu comment le SME / DI provoque une fourbure. Comme vous le savez maintenant, l'insuline est l'hormone grâce à laquelle les cellules du corps absorbent le glucose présent dans le sang. En cas de dérèglement de l'insuline, il y a trop d'insuline dans le sang (hyperinsulinémie) et les cellules ne réagissent pas correctement à l'insuline (résistance à l'insuline). Le sucre n'est pas absorbé correctement et le taux de glucose reste trop élevé (hyperglycémie).

Hyperglycémie

Commençons par ce dernier point. L'hyperglycémie provoque la fourbure de deux façons. Tout d'abord, le sucre provoque la dégradation des hémidesmosomes de la membrane basale, ce qui entraîne une rupture de la liaison de la membrane avec les cellules de la corne de la paroi du sabot.

Ensuite, l'hyperglycémie entraîne une détérioration, une contraction et une obstruction des capillaires du derme du sabot. Il en résulte une réduction de l'irrigation de ce tissu, y compris de la membrane basale. L'apport de sang oxygéné plein de nutriments, d'hormones et d'enzymes n'est plus garanti, pas plus que l'élimination du sang appauvri en oxygène et des déchets. Le derme du sabot, les lamelles dermiques et la membrane basale meurent lentement mais sûrement, provoquant une fourbure.

Insuline

L'insuline en elle-même affecte également l'apparition d'une fourbure. En effet, l'insuline régule également la dilatation et la constriction des vaisseaux sanguins. Dans ce que nous appelons l'insulinorésistance vasculaire, les effets vasodilatateurs de l'insuline sont perturbés, ce qui provoque un rétrécissement des vaisseaux sanguins [142]. Il en résulte une hausse de la tension artérielle et une mauvaise irrigation des tissus du sabot. Ces tissus étant alors mal oxygénés, les cellules meurent et le risque de fourbure augmente.

Autre conséquence de l'excès d'insuline dans le sang : la détérioration de la couche de cellules qui recouvre l'intérieur des vaisseaux sanguins (l'endothélium). Les capillaires s'abîment encore plus rapidement.

IGF-1

L'IGF-1 (de l'anglais *Insulin-like Growth Factor-1*, que l'on traduit par facteur de croissance insulomimétique 1) est une hormone responsable de la croissance des cellules et des tissus. Comme son nom l'indique, l'IGF-1 ressemble à l'insuline. Les deux ont leurs propres récepteurs dans le corps. En cas d'hyperinsulinémie, une partie de l'excès d'insuline se fixera sur les récepteurs de l'IGF-1. Ils sont très nombreux sur les lamelles dermiques.

Les récepteurs de l'IGF-1 réagissent à l'insuline comme s'il s'agissait de l'IGF-1, ce qui entraîne une impulsion de croissance. Les cellules dermiques commencent à se multiplier et restent en vie plus longtemps. Les lamelles dermiques secondaires deviennent alors plus longues et plus étroites, affaiblissant la connexion avec les lamelles épidermiques secondaires [101, 163, 209]. Cela rapproche le cheval de la fourbure.

ABCÈS ET FOURBURE

Les abcès du pied peuvent avoir différentes causes. Dans le cas de la fourbure, on observe principalement des abcès aseptiques, qui sortent en couronne, au niveau de la ligne blanche ou au-dessus des glomes un à deux mois après le début de la fourbure. Aseptique signifie que l'abcès n'est pas causé par des germes, tels que des bactéries.

Lorsqu'il y a fourbure, le sabot est moins bien irrigué, en partie à cause d'une accumulation de liquide (œdème). Par conséquent, les tissus morts et le sang accumulé ne sont pas drainés correctement ce qui provoque un abcès aseptique du sabot. S'il y a rotation ou descente distale de l'os du pied, la pression exercée depuis l'intérieur sur la sole va contribuer à nécroser plus de tissus. Le risque d'abcès augmente.

Au fur et à mesure que l'abcès grossit, la pression s'accroît sur les tissus environnants et la douleur augmente d'autant. En outre, des abcès septiques peuvent survenir lorsque des bactéries pénètrent dans le sabot par des tissus endommagés ou par la sole.

L'immunité des chevaux atteints de PPID étant plus faible, ils risquent plus que d'autres d'avoir des abcès du sabot, qu'ils soient septiques ou aseptiques.

Les aspects de la fourbure endocrinopathique décrits ici ne sont pas nécessairement douloureux [36]. Par conséquent, cette forme de fourbure reste le plus souvent subclinique et donc inaperçue. Un professionnel des soins aux sabots ou un vétérinaire attentif reconnaît les anomalies caractéristiques de la boîte cornée (capsule du sabot), telles qu'une ligne blanche élargie, des anneaux de croissance perturbés et des évasements. Des taches rouges sur la paroi et la sole du sabot sont également un signe révélateur. Dans ces cas, la fourbure ne peut plus être définie comme subclinique car ses caractéristiques sont devenues apparentes.

Cortisol et insuline

Le cortisol peut encore jouer un rôle, en raison de l'effet inhibiteur de cette hormone sur l'insuline [237]. Cet effet n'est probablement pas énorme, car les chevaux atteints de PPID et sans fourbure clinique présenteraient sinon plus souvent une fourbure subclinique. Cependant, une étude de 2016 a révélé que ces chevaux n'avaient pas de tissu lamellaire endommagé [163].

Ceci mis à part, il faut tenir compte du fait que la douleur de la fourbure et des autres signes cliniques du PPID provoque des pics de cortisol. Le cortisol a un effet vasoconstricteur, contribue à une hausse de la glycémie et est associé au développement et à l'aggravation de la résistance à l'insuline. Il joue également un rôle dans la dégradation des hémidesmosomes de la membrane basale.

Mélanocortines

Au printemps, lorsque l'herbe est bourrée de sucres rapides (voir encadré « Types de sucres » à la page 131), on observe plus de cas de fourbure chez tous les chevaux. Les chevaux atteints de PPID ne font pas exception. Cependant, le pic d'insuline dans le sang des chevaux atteints de PPID et au pré, semble être plus bas que lors de l'augmentation saisonnière en automne [14]. Cela confirme l'idée que la réponse de l'organisme à l'insuline est plus forte sous l'influence des mélanocortines. Mais une consommation alimentaire plus importante en automne peut également jouer un rôle en ce domaine. Et n'oublions pas que la quantité de sucre dans l'herbe augmente également en automne. En gros : faites attention à votre cheval atteint de PPID au printemps et en automne, mais un peu plus en automne. Pour les chevaux atteints à la fois de PPID et de SME / DI, le printemps est plus dangereux que pour les chevaux atteints seulement de PPID.

CLIP

La mélanocortine CLIP est un aspect spécifique du PPID. La surproduction de cette hormone augmente la production d'insuline par le pancréas chez le rat, ce qui contribue à son tour au dérèglement de l'insuline [106, 156]. On théorise que ce serait aussi le cas pour les chevaux et donc probablement particulièrement problématique chez les individus présentant déjà une prédisposition génétique à un dérèglement de l'insuline. La quantité accrue de CLIP donne alors une poussée supplémentaire.

Alfa-MSH

L'alpha-MSH est également considérée comme un facteur possible. Des taux élevés d'alpha-MSH entraînent un stockage des graisses [37]. La graisse se comporte comme une glande et libère des adipokines. Nombre d'entre elles réduisent la sensibilité à l'insuline, agissent de manière vasoconstrictrice et endommagent les vaisseaux sanguins. Trois propriétés qui peuvent contribuer négativement à la fourbure.

GSEt

Pendant l'augmentation saisonnière de l'ACTH et de l'alpha-MSH, on constate également une augmentation de l'incidence de la fourbure. Pendant cette période – surtout en septembre – des concentrations plus élevées de glucose et d'insuline dans le sang sont également mesurées chez les chevaux qui sont en pâture. Ce phénomène est associé à l'augmentation des niveaux de GSEt de l'herbe d'automne. Chez les chevaux en stabulation, on observe généralement peu ou pas d'hyperinsulinémie pendant cette période, à condition bien sûr que leur alimentation soit aussi pauvre en sucres que possible.

Augmentation saisonnière
Augmentation du taux d'ACTH et des mélanocortines dérivées alpha-MSH et CLIP se produisant de la mi-juillet à la mi-novembre avec un pic en septembre-octobre. La bêta-endorphine connaît probablement elle aussi cette augmentation.

GSEt
Glucides Solubles à l'Éthanol. Monosaccharides et disaccharides.

Hyperlipémie, hypertriglycéridémie

L'hyperlipémie est la présence de concentrations élevées de lipides dans le sang. C'est principalement un certain type de graisse (les triglycérides) qui augmente trop. Il est donc plus juste de parler d'hypertriglycéridémie. A l'exception de ces paragraphes, nous continuerons à parler d'hyperlipémie pour des raisons de lisibilité.

L'hypertriglycéridémie peut réduire la sensibilité à l'insuline et est une caractéristique du SME [107]. Elle peut entraîner un rétrécissement des vaisseaux sanguins dans les sabots. Moins bien irrigués, les tissus du sabot (le derme du sabot, les lamelles dermiques et la membrane basale) meurent. La fourbure peut maintenant apparaître ou s'aggraver.

L'hyperlipémie est plus fréquente chez les poneys, les ânes et les chevaux miniatures que chez les chevaux. Chez les ânes, cela est dû au fait qu'ils perdent l'appétit (anorexie) en réaction à la douleur causée par les complications du PPID (notamment la fourbure). L'anorexie provoque une hyperlipémie [199].

L'hyperlipémie est associée au stress, à la privation soudaine de nourriture (régime trop strict !), mais aussi à un apport prolongé d'aliments riches en sucres et à l'obésité [107].

Grossissement des glandes surrénales

Une augmentation pathologique du volume des glandes surrénales (adrénomégalie) se produit chez environ 20 % des chevaux atteints de PPID [117, 130, 203]. Elle résulte d'une division cellulaire anormale (hyperplasie) et d'un grossissement (hypertrophie) des cellules, causés par une trop grande quantité d'ACTH dans le sang et par l'action six fois plus importante de l'ACTH sous l'influence de l'alpha-MSH et de la bêta-endorphine [15].

Le grossissement des surrénales entraîne une augmentation de la production de cortisol. Pourtant, une hypercortisolémie chronique dépendante de l'ACTH est rarement observée chez les chevaux atteints de PPID [59, 229].

DOMMAGES AUX ORGANES

Les poumons, les reins, le foie, le cœur, la thyroïde et les glandes surrénales peuvent également être affectés chez les chevaux atteints de PPID. Ce phénomène est encore relativement peu connu des vétérinaires. De plus, ces types de problèmes sont, pour le vétérinaire, très difficiles à diagnostiquer lors d'une visite chez un client.

Par exemple : à l'autopsie, on a trouvé des cellules hépatiques hypertrophiées chez 19 des 26 chevaux atteints de PPID. C'est presque 75 %. Dans le groupe de contrôle, le pourcentage dépasse à peine 15 % [130].

STADE PRÉCOCE OU AVANCÉ

On peut classer les signes cliniques en fonction du moment où ils apparaissent dans le processus de la maladie. Cela donne une indication du stade du PPID : précoce ou avancé.

STADE PRÉCOCE

- Modification du comportement, notamment apathie
- Hypertrichose partielle et localisée, mue laborieuse et décoloration du poil
- Diminution de la musculature des épaules et du dos
- Hyperhidrose ou hypohidrose
- Infertilité
- Adiposité
- Fourbure
- Inflammation des tendons et des ligaments

STADE AVANCÉ

- Variantes évoluées des signes précoces
- Modification du comportement, notamment intolérance à l'effort
- Hypertrichose, mue qui ne se fait plus
- Importante atrophie musculaire qui s'étend au garrot et à la croupe
- Ventre pendulaire, par suite de l'atrophie musculaire
- Polyurie / polydipsie
- Infections et abcès, ulcères cornéens
- Montée de lait
- Affaiblissement des tendons et ligaments
- Problèmes neurologiques

EN RÉSUMÉ

Le PPID est différent de la maladie ou du syndrome de Cushing. Dans le cas du PPID, la fonction du lobe intermédiaire de l'hypophyse est perturbée. En conséquence, toutes sortes d'hormones se dérèglent. Le dysfonctionnement de l'hypophyse est dû à une carence en dopamine, résultant de la détérioration de terminaisons nerveuses. Le lobe intermédiaire peut gonfler. Des tumeurs du tissu glandulaire peuvent se développer.

Il y a souvent un dérèglement du cortisol. Cela signifie que divers processus impliquant le cortisol sont perturbés. Cependant, la quantité totale de cortisol dans le sang reste généralement dans la norme.

Le dérèglement hormonal et la pression que l'hypophyse élargie exerce sur le tissu cérébral peuvent provoquer différents signes cliniques. Croissance excessive des poils, fourbure et perte de masse musculaire sont les signes cliniques les plus courants. Une grande partie des chevaux atteints de PPID sont également touchés par le syndrome métabolique équin (SME). Le dérèglement de l'insuline est le principal composant du SME. Il est considéré comme la première cause de fourbure chez ces chevaux.

CAUSES

Identifier la ou les causes du PPID est difficile vu la lenteur de son évolution. Les signes cliniques n'apparaissent qu'après une longue période – , parfois des années – . On ne peut pas non plus provoquer cette maladie expérimentalement. Nous ne savons donc toujours pas avec certitude ce qui est à l'origine du PPID.

Pour expliquer la dégradation des neurones producteurs de dopamine qui vont de l'hypothalamus à l'hypophyse, l'hypothèse d'un excès de radicaux libres dans l'hypophyse et le stress oxydatif qui en découle est la première envisagée. Deux autres causes partielles sont à l'étude, un dysfonctionnement mitochondrial et un problème avec la protéine alpha-synucléine.

RADICAUX LIBRES ET STRESS OXYDATIF

Le stress oxydatif (ou stress oxydant) peut être décrit simplement comme un déséquilibre entre les radicaux libres (oxydants) et les antioxydants, lorsque l'activité des radicaux libres dépasse la capacité des antioxydants à les neutraliser. Cela entraîne des dommages aux cellules et donc aux tissus.

Les radicaux libres sont des sous-produits du métabolisme normal. Ce sont des molécules auxquelles il manque un électron (particule chargée négativement), donc instables. Pour tenter de retrouver leur stabilité, elles se lient à un électron d'une molécule d'oxygène d'une des cellules environnantes.

Dans le cadre d'un métabolisme sain, ce n'est pas un problème. En effet, certains radicaux libres ont une fonction importante dans la lutte contre les virus et les inflammations. Il en va autrement lorsque des radicaux libres sont générés à la suite d'une inflammation, d'une infestation par des vers, de l'administration de médicaments, de l'ingestion de restes de pesticides ou d'engrais dans les aliments, de l'absorption d'eau contaminée (métaux lourds), d'efforts intenses ou d'un manque d'exercice, de stress, d'hyperglycémie, obésité ou adiposité. Ils y sont alors en excès dans l'organisme et vont se lier à un trop grand nombre de molécules d'oxygène des cellules de tissus sains. En conséquence, ces derniers s'abîment. Ce processus se répète sans cesse. Si le corps est incapable d'intervenir, il se produit une réaction en chaîne.

Dans des études sur la maladie de Parkinson menées sur des animaux de laboratoire, on a observé un stress oxydatif et une dégradation des neurones après une exposition aux pesticides. Une recherche documentaire systématique réalisée en 2019 a révélé que l'exposition professionnelle aux pesticides augmentait de 50 % les risques de maladie neurodégénérative [183].

Stress oxydatif local

Il est frappant de constater que le stress oxydatif systémique – c'est-à-dire dans tout l'organisme – est plutôt rare chez les chevaux atteints de PPID [18, 243], alors que le lobe intermédiaire de l'hypophyse est bien touché. On parle alors de stress oxydatif local [191].

On considère aujourd'hui le stress oxydatif local comme la cause principale du PPID. Il pourrait expliquer la dégradation des connexions nerveuses car les neurones producteurs de dopamine y sont très sensibles [177].

En médecine humaine, nous savons qu'il existe un lien entre le stress oxydatif et les pathologies neurodégénératives comme la maladie d'Alzheimer, la maladie de Parkinson et la sclérose en plaques.

3-Nitrotyrosine

Une étude de 2005 largement citée, a révélé une multiplication par 16 de l'enzyme 3-nitrotyrosine (3-N) dans les terminaisons nerveuses productrices de dopamine de l'hypothalamus chez les chevaux atteints de PPID, par rapport aux chevaux sains [177]. Le 3-N est un biomarquer du stress oxydatif.

Biomarquer
Un indicateur mesurable d'un état ou d'une condition biologique.

À des concentrations plus élevées de 3-N, la quantité de l'antioxydant glutathion péroxydase va augmenter. Cela suggère également l'implication du stress oxydatif dans le PPID. Des concentrations plus élevées de cette substance sont aussi observées chez les personnes atteintes des troubles neurodégénératifs susmentionnés [1].

Chez les chevaux âgés et en bonne santé, la concentration de 3-N dans le lobe intermédiaire augmente également. Le stress oxydatif de cette partie de l'hypophyse pourrait donc être une caractéristique normale du vieillissement.

Lipofuscine

Un autre indice de la responsabilité du stress oxydatif a été trouvé en 2009, dans des études qui ont montré une abondance de lipofuscine dans les connexions nerveuses d'individus malades. La lipofuscine peut être considérée comme un débris cellulaire oxydé [130].

IL-8

A la page 36 sous « Infections et inflammations » vous avez déjà vu passer l'interleukine-8 (IL-8). Cette protéine pro-inflammatoire est plus élevée chez les chevaux atteints de PPID, ce qui pourrait contribuer négativement à une inflammation chronique de bas grade, à un stress oxydatif et à la dégradation des neurones [78].

Potentiel antioxydant et sensibilité aux dommages

L'apparition de radicaux libres ne représente qu'une partie du problème. Il y a aussi l'incapacité de l'organisme à neutraliser ces derniers. Un potentiel antioxydant insuffisant peut être dû à une activité moindre des enzymes antioxydantes et à une alimentation carencée en antioxydants. En outre, chez certains chevaux, les neurones peuvent être, d'une façon générale, plus sensibles aux dommages causés par les radicaux libres.

MnSOD

La MnSOD, abréviation de l'anglais *Manganese Superoxide Dismutase,* que l'on traduit en français par superoxyde dismutase à manganèse (SOD Mn), est une enzyme antioxydante qui protège les cellules du corps contre les radicaux libres. Chez les chevaux âgés, l'activité de la MnSOD diminue dans le lobe intermédiaire de l'hypophyse. Cela pourrait expliquer en partie le stress oxydatif et la dégradation ultérieure des neurones [240]. Tout comme l'augmentation de la 3-N, la diminution de la MnSOD serait une caractéristique normale du vieillissement. Certains scientifiques pensent même que c'est le vieillissement qui est la principale cause du PPID, car les neurones dopaminergiques diminuent aussi chez les chevaux âgés sans PPID.

Autres causes de réduction de l'activité enzymatique

L'altération de l'activité enzymatique peut être attribuée à de nombreux et différents facteurs. Elle peut être génétique, provoquée par le stress, le résultat d'une alimentation trop pauvre en protéines ou d'une carence en certaines vitamines (e.a. A, D et E) et minéraux (notamment le sélénium, le cuivre, le chrome et le zinc). Une forte infestation de vers a également un effet sur la formation des antioxydants.

Il n'entre pas dans le cadre de cet ouvrage d'en aborder tous les aspects. En résumé, nous pouvons dire que plus les conditions de vie de votre cheval seront saines et naturelles, mieux son potentiel antioxydant se portera. C'est un point vraiment important, étant donné que le problème continuera de s'aggraver si cette cause n'est pas réduite ou éliminée.

Toxines

Nous avons brièvement mentionné les engrais et les pesticides en tant que substances toxiques susceptibles d'entraîner un excès de radicaux libres et un stress oxydatif. Ce livre deviendrait très épais si nous évoquions toutes les toxines pouvant encombrer l'organisme des équidés. Nous ne le ferons donc pas. Nous allons toutefois en présenter quelques catégories et les illustrer par des exemples.

Grosso modo, on distingue les types d'intoxication suivants : par des toxines bactériennes et non-bactériennes, par des plantes, par la pollution ou par d'autres substances chimiques.

Toxines bactériennes

La cause la plus connue du développement de toxines bactériennes dans l'organisme du cheval est la consommation d'aliments contenant trop de glucides rapides comme de l'herbe trop riche. Les quantités de sucres étant supérieures à ce que l'intestin grêle peut digérer, le trop-plein va finir dans le gros intestin et y provoquer une acidose. Celle-ci entraîne la mort de bactéries intestinales, un processus qui va libérer des toxines qui vont alors passer dans le sang.

La présence de toxines bactériennes dans le sang peut également être la conséquence d'une grippe, d'une colique ou d'une inflammation comme une pneumonie, une uvéite ou une endométrite sans oublier l'EOTRH qui, comme vous avez pu lire à la page 41, est également une source potentielle.

Toxines non-bactériennes

Les toxines non bactériennes sont e.a. les mycotoxines émises par les moisissures, les champignons et les levures. On les trouve par exemple dans le foin moisi ou l'enrubanné.

Plantes toxiques

En tête de liste des plantes toxiques pour les chevaux figurent le troène, l'if, le buis, l'érable et le séneçon de Jacob, suivis du chêne (les glands encore verts et les feuilles sont toxiques), du hêtre (les noix), du cytise, du faux acacia et du rhododendron. La liste complète est bien plus longue que ce que nous pouvons présenter ici.

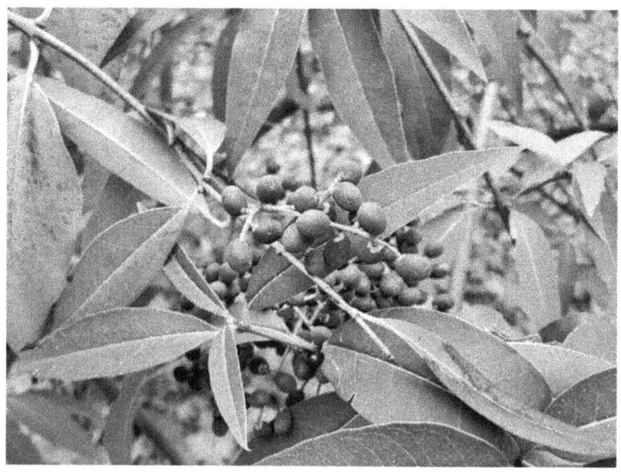

Le troène est très toxique pour les chevaux *(photo : Michael Kesl)*

Dans certaines circonstances, comme une sécheresse prolongée, de fortes chutes de neige ou pendant un régime, les chevaux sont plus susceptibles de manger tout ce qu'ils trouvent. Le risque d'ingestion de plantes toxiques augmente. En automne, lorsque les arbres et les buissons perdent leurs graines et leurs feuilles, le risque qu'un cheval absorbe des substances toxiques par ce biais est également plus élevé.

Les chevaux au bas de la hiérarchie, comme les chevaux âgés ou affaiblis par le PPID, peuvent être tenus éloignés de la nourriture par des compagnons de pré d'un rang plus élevé et forcés de manger des arbres ou des arbustes toxiques.

Certaines plantes toxiques sont amères lorsqu'elles sont fraîches, mais deviennent plus sucrées lorsqu'elles sont sèches. Si vous arrachez les mauvaises herbes, ne les laissez jamais dans le pré. Contrôlez toujours le foin avant de le donner et retirez les plantes séchées que vous ne reconnaissez pas.

Pollution et autres substances chimiques

Des substances chimiques peuvent intoxiquer l'organisme du cheval comme l'eau polluée, les pesticides et les fertilisants non absorbés par le sol.

Une exposition prolongée à un herbicide à base de glyphosate entraîne une dégradation des neurones dopaminergiques chez un type particulier de ver qui est largement utilisé dans la recherche sur les maladies neurodégénératives chez l'homme [129]. Nous ne savons pas encore si c'est également le cas chez les chevaux.

Il va sans dire que le cheval ne sera pas immédiatement atteint de PPID s'il lui arrive de grignoter une fois une plante toxique ou s'il a une infection oculaire. Un lien direct avec le stress oxydatif et le PPID n'a pas non plus été prouvé pour chacune des toxines énumérées ici. Néanmoins, il vaut mieux identifier les toxines auxquelles votre cheval est exposé sur le long terme et repérer celles que vous pouvez éliminer. Et si votre cheval souffre déjà de PPID, cela vous permettra d'éviter un peu plus que sa maladie ne s'aggrave.

Stress

En médecine humaine, on étudie le lien entre le stress chronique et l'augmentation de certaines protéines pro-inflammatoires qui pourrait contribuer négativement à une inflammation de bas grade et donc à un stress oxydatif [24, 153]. Nous ne savons pas encore si ce processus se déroule de la même façon chez les chevaux.

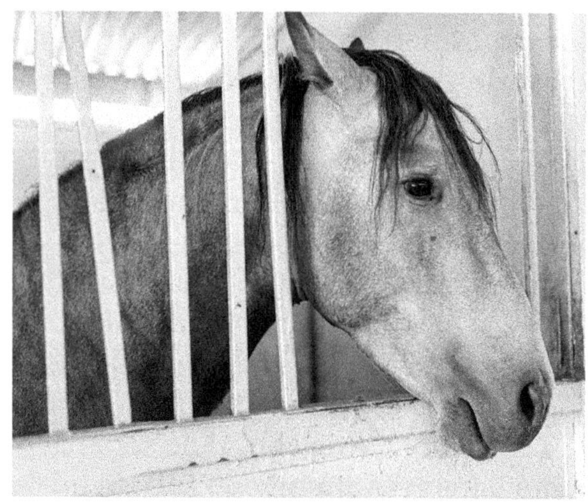

Stress chronique derrière des barreaux *(photo : Rodnae productions)*

SME ET INFLAMMATION CHRONIQUE DE BAS GRADE

Le tissu adipeux se comporte comme une glande qui, entre autres, libère des substances ayant une fonction dans le système immunitaire. Ces substances sont appelées adipokines. À la page 45, vous les avez déjà rencontrées, dans le contexte de la fourbure. Les adipokines sont des substances messagères du système immunitaire. Certaines d'entre elles favorisent les inflammations. En effet, les inflammations sont nécessaires pour se débarrasser des substances étrangères.

Une augmentation des adipokines pro-inflammatoires contribue à l'apparition d'une inflammation de bas grade où le corps est dans un état inflammatoire constant. Le système immunitaire est continuellement actif, mais à des niveaux si bas qu'aucun signe classique d'inflammation n'apparaît. Comme vous le savez maintenant, une inflammation de bas grade est associée à l'apparition du PPID. Le stress oxydatif résultant d'une inflammation de faible intensité pourrait contribuer à la dégradation des neurones producteurs de dopamine.

La leptine, l'interleukine-6 (IL-6) et le facteur de nécrose tumorale-alpha (en anglais : *TNF-alpha*) sont des exemples de ces adipokines pro-inflammatoires. Une production accrue de leptine, d'IL-6 et de TNF-alpha entraîne une augmentation des radicaux libres et donc une inflammation chronique de bas grade [62, 152, 156].

Des concentrations élevées de leptine et d'IL-6 sont associées à une perturbation de la fixation du cortisol [62]. Cela entraînerait une augmentation du cortisol libre dans le sang. À la page 24, vous avez lu pourquoi la science s'intéresse à cette question.

DYSFONCTIONNEMENT MITOCHONDRIAL

Le dysfonctionnement mitochondrial (perturbation de la fonction normale des mitochondries) fait partie des causes partielles envisagées. Une mitochondrie est un élément d'une cellule, essentiel à son métabolisme, notamment pour la conversion de l'énergie. Dans les manuels de biologie, la mitochondrie est souvent décrite comme « la centrale électrique de la cellule ». Les mitochondries sont présentes dans la grande majorité des cellules de l'organisme et donc également dans celles des neurones producteurs de dopamine.

En médecine humaine, on sait que quelque chose peut mal tourner dans le processus de conversion de l'énergie, provoquant une surproduction de radicaux libres [173]. Comme vous venez de le lire, les radicaux libres vont alors essayer d'arracher un électron aux cellules environnantes. Dans le cas présent, il s'agit d'électrons provenant de l'ADN de la mitochondrie elle-même. En conséquence, l'ADN mute. La cellule nerveuse ne peut plus fonctionner correctement. Entre autres choses, son approvisionnement en énergie est compromis. Ce qui peut, à son tour, entraîner la mort des cellules et la mort du neurone.

Plus ce dysfonctionnement mitochondrial progresse, plus la destruction cellulaire se rapproche et s'accélère à cause d'un métabolisme cellulaire de plus en plus déséquilibré, ce qui entraîne là encore une augmentation du nombre de radicaux libres.

ALPHA-SYNUCLÉINE

L'alpha-synucléine est une protéine que l'on trouve principalement dans le cerveau, notamment aux extrémités des cellules nerveuses qui libèrent les neurotransmetteurs. La fonction physiologique exacte de l'alpha-synucléine n'est pas connue, mais elle pourrait contribuer à réguler la libération de dopamine.

Chez les personnes atteintes de la maladie de Parkinson, on constate que l'alpha-synucléine est mal repliée, s'accumule et s'agglutine en de longues fibres, endommageant les neurones [149].

AGRÉGATION PROTÉIQUE

Le repliement des protéines est le processus qui permet à une protéine d'acquérir sa forme tridimensionnelle fonctionnelle (biologiquement active). L'accumulation et l'agglutination de protéines mal repliées est appelée agrégation protéique.

On trouve de plus grandes quantités d'alpha-synucléine dans le lobe intermédiaire de l'hypophyse chez les individus atteints de PPID que chez les chevaux sains du même âge. Ce qui, comme dans la maladie de Parkinson, pourrait mener à une dégradation des neurones producteurs de dopamine [149, 177]. De plus, une grande partie de l'alpha-synucléine est également mal repliée [118].

Le stress oxydatif et une carence en antioxydants pourraient, selon une étude de 2005, créer ensemble des conditions favorables à l'agrégation des protéines [243]. Les chercheurs ne se sont pas prononcés sur la question de savoir si les agrégations protéiques fibreuses sont une cause ou une conséquence de la dégradation des neurones.

Les cellules disposent de mécanismes capables de replier ou de décomposer les agrégats protéiques. Chez les chevaux plus âgés, il se peut que ces mécanismes de contrôle ne fonctionnent plus aussi bien [185].

Les similitudes décrites ici sont si intéressantes que la médecine humaine se demande si on ne pourrait pas utiliser les chevaux atteints de PPID comme animaux de laboratoire afin d'étudier la maladie de Parkinson et d'autres maladies neurodégénératives.

EN RÉSUMÉ

La véritable cause du PPID n'est toujours pas connue. Il est très probable que la dégradation des neurones soit principalement due à un déséquilibre entre les radicaux libres (oxydants) et les antioxydants dans l'hypophyse. Nous appelons cela le stress oxydatif. L'équilibre est perturbé, d'une part, par la formation ou la pénétration d'une trop grande quantité de radicaux libres dans l'organisme et, d'autre part, par l'incapacité de l'organisme à les neutraliser correctement.

Une perturbation de la fonction d'un élément spécifique (les mitochondries) des cellules nerveuses pourrait aussi jouer un rôle. Par ailleurs, un problème avec certaines protéines des neurones producteurs de dopamine n'est pas à écarter.

DIAGNOSTIC

Traiter sans savoir exactement ce que vous soignez ou dans quelle mesure votre cheval souffre d'une maladie est plutôt inutile. Même si vous pensez être certain qu'il s'agit du PPID, le diagnostic doit être posé par un vétérinaire. Outre l'anamnèse et l'examen clinique, les analyses sanguines visant à confirmer ou à exclure le PPID et le SME tiennent une place essentielle.

Le PPID est une maladie incurable, à évolution lente, avec de nombreuses fluctuations de la production hormonale, et où toutes sortes d'aspects et de processus se chevauchent, se renforcent et se contrecarrent mutuellement. C'est ce qui rend son diagnostic précoce si difficile.

Les propriétaires de chevaux vont souvent, et à tort, considérer les premiers signes cliniques du PPID comme des caractéristiques normales du vieillissement. Dans de nombreux cas, ils ne feront appel au vétérinaire qu'au moment de l'apparition de troubles secondaires comme la fourbure ou d'autres signes cliniques d'un stade avancé de la maladie (voir encadré page 57).

Un PPID subclinique peut être présent depuis des mois ou des années avant qu'on ne puisse en observer les premiers signes cliniques, car une dégradation des neurones ne se voit pas de l'extérieur.

FOURBURE

Puisque nous parlons de fourbure, cette sale maladie est avant tout la conséquence d'un SME / dérèglement de l'insuline. Le PPID et le SME / DI peuvent survenir simultanément mais doivent être diagnostiqués séparément. Heureusement, les vétérinaires vérifient aujourd'hui plus fréquemment qu'avant si l'origine de la fourbure est hormonale.

Les signes de souffrance accompagnant la fourbure peuvent être camouflés par des taux élevés de bêta-endorphine. La douleur est donc moindre que ce à quoi on pourrait s'attendre compte tenu de la gravité du problème. C'est une des raisons pour laquelle on ne la remarque que trop tard. Et si, à cause de ce seuil de douleur plus élevé, le cheval a pu surcharger les tissus endommagés du sabot, nous voilà mal partis.

DIAGNOSTIQUER

Tout cela va nous empêcher d'intervenir à temps, ce qui est vraiment dommage, car la prise en charge précoce de la maladie peut faire toute la différence, tant pour la qualité et l'espérance de vie du cheval que pour son utilisation par le propriétaire. Plus on agit rapidement, plus on augmente les possibilités de prolonger la vie de son cheval en lui évitant d'avoir mal, et en continuant de faire avec lui toutes sortes d'activités.

Le diagnostic du PPID doit être établi à partir d'une anamnèse, d'un examen clinique et de tests sanguins. Il est impossible de dire si un cheval est oui ou non atteint de PPID en se basant uniquement sur les analyses de sang ou sur le tableau clinique. Les signes cliniques les plus courants peuvent également avoir une tout autre origine.

Des résultats d'analyses sanguines allant clairement dans le sens du PPID, alors que le tableau clinique est bon, devraient inciter le vétérinaire à revoir son examen clinique. Il a peut-être négligé certains détails, les signes les plus courants n'étant pas encore assez visibles. Ce ne serait pas la première fois qu'un cheval atteint de PPID n'est pas reconnu comme tel parce qu'il n'a pas le poil qui boucle.

L'examen en imagerie ne se fait que dans un contexte scientifique, tout comme l'examen post-mortem.

ANAMNÈSE

L'anamnèse est une sorte d'interrogatoire servant à reconstituer l'historique d'une pathologie. Dans le cas d'une maladie chronique à évolution lente comme le PPID, dont la cause n'est pas connue à 100 %, cet entretien portera principalement sur les signes cliniques et leur gravité chez votre cheval.

Si votre cheval atteint de PPID est également fourbu, le vétérinaire vous posera de nombreuses questions afin d'obtenir un tableau aussi complet que possible. Il essaiera ainsi d'identifier avec vous tous les facteurs susceptibles d'avoir pu jouer un rôle dans l'apparition des complications.

Il a besoin de nombreuses informations pour fixer un pronostic. Quel âge a votre cheval ? Quels facteurs favorisent ou gênent la guérison des complications ? Tous les détails que vous pourrez fournir en tant que propriétaire sont importants. Ne soyez pas réticent ou timide et osez partager votre point de vue avec le vétérinaire.

L'anamnèse pourra aborder les points suivants :

- Conditions de vie
  - Depuis combien de temps avez-vous votre cheval ?
  - Alimentation. Votre cheval mange-t-il bien ? Quel est son poids ? Est-il trop fit ou en surpoids et quelles en sont les causes ? A-t-il été plus lourd ou moins lourd ?
  - Comment est-il hébergé et bouge-t-il beaucoup ?
- Utilisation
  - Quelles sont vos attentes concernant l'évolution de la maladie et l'utilisation future de votre cheval ?
- Changements apparents
  - Avez-vous observé des changements de comportement ou une intolérance à l'effort ? Est-ce que votre cheval boit et urine beaucoup ?
- Si votre cheval se trouve à un stade avancé du PPID, avez-vous remarqué d'éventuels problèmes neurologiques ?
- Historique vétérinaire
  - Avait-il déjà le PPID lorsque vous l'avez acquis ?
  - Un diagnostic antérieur de PPID ou de SME / dérèglement de l'insuline a-t-il déjà été posé ? Que disait-il ? Avez-vous en votre possession des résultats d'analyses sanguines et des descriptions de traitement ? Avez-vous des résultats d'examen par imagerie, comme des radios du pied s'il est fourbu ?
  - Lui a-t-on administré des médicaments ou des suppléments liés à son PPID ou à ses complications ? Lesquels et à quelle dose ? Semblent-ils être efficaces ? Sont-ils encore donnés aujourd'hui ?
  - Comment se passe la mue au printemps ? Tondez-vous votre cheval et si oui à quelle fréquence ? Transpire-t-il rapidement ou abondamment ?
- Autres professionnels soignants
  - Qui est son professionnel des soins aux sabots ? Votre cheval est-il d'habitude ferré ou pieds nus ou a-t-il des hipposandales ? Depuis quand ?
  - Un nutritionniste participe-t-il au traitement ? A-t-il rédigé une recommandation nutritionnelle ? Si non, que mange votre cheval ? Comment est son appétit ?
  - Avez-vous un dentiste équin ? À quelle fréquence vient-il ? De quand date sa dernière visite ? Qu'a-t-il constaté et qu'a-t-il fait ?
  - Votre cheval est-il à jour de ses vaccins et vermifuges ?
  - A-t-il été vu et soigné par d'autres spécialistes, que ce soit ou non pour le PPID ? Les traitements de ces derniers sont-ils disponibles ? Ces traitements sont-ils efficaces ?

EXAMEN CLINIQUE

Pour l'examen clinique, le vétérinaire va d'abord établir la présence de signes cliniques facilement identifiables. Il va effectuer ses propres observations sur ce qui a été soulevé pendant l'anamnèse et examiner les points qui ont pu vous échapper, en tant que propriétaire.

Une hypertrichose complète lui sautera immédiatement aux yeux, même si le PPID est alors déjà à un stade avancé. La polyurie et la polydipsie sont d'autres signes cliniques courants et faciles à repérer (c'est pourquoi on vous a demandé si le cheval buvait et urinait beaucoup lors de l'anamnèse). Un amaigrissement prononcé, une fonte musculaire de la ligne du dos et un ventre pendulaire se voient aussi facilement. Un regard professionnel sur l'état des dents de votre cheval fait également partie de l'examen clinique.

Une fourbure endocrinopathique (liée aux hormones) passe plus souvent inaperçue que celle liée au SRIS en raison de son apparition latente. L'attention est donc de mise. L'encadré de la page ci-contre vous indique comment votre vétérinaire (ou vous-même, bien sûr) pouvez identifier une telle fourbure.

Encore une fois : une fourbure inexpliquée, surtout en automne, est souvent le premier signe de PPID.

SME / DÉRÈGLEMENT DE L'INSULINE

Chez les chevaux atteints de PPID, au moins un sur trois a un dérèglement de l'insuline. Cette anomalie hormonale étant très caractéristique du SME, votre vétérinaire contrôlera, lors de son examen, la présence de manifestations cliniques de ce trouble.

Pour ce faire, il procèdera à une Évaluation de l'État Corporel (EEC), en anglais *Body Condition Score* (BCS), ou utilisera l'échelle de Henneke et une évaluation du chignon ; *Cresty Neck Score* (CNS) en anglais. Le EEC est un système de notation qui sert à évaluer la condition physique d'un cheval. On examine la présence éventuelle de dépôts de graisse sur certaines parties du corps du cheval et on leur attribue une note. Une note de un ou deux correspond à des chevaux trop maigres, trois et quatre à des chevaux en bon état, cinq et six sont de mauvais augure, en particulier pour les chevaux résistants à l'insuline, car cela signifie qu'ils sont trop gros.

Pour les ânes, on utilise un EEC personnalisé. Un EEC qui correspond à un bon état pour un cheval est déjà un « trop gras » pour les ânes. De nombreux ânes sont en surpoids sans que leurs propriétaires ne s'en rendent compte.

(suite à la page 74)

RECONNAÎTRE UNE FOURBURE

Dans les trois types de fourbure (endocrinopathique, liée au SRIS, traumatique), on observera les mêmes signes cliniques : une augmentation de la température du sabot, un refus de se déplacer et un report du poids sur l'arrière-main. En cas de fourbure liée au SRIS, ces signes apparaissent dès le début du processus pathologique. Pour la fourbure endocrinopathique, c'est moins fréquent. Celle-ci démarre généralement de façon latente, le cheval ne ressentant pas toujours de la douleur. Cela s'explique par le dérèglement du cortisol (voir page 24). Les corticostéroïdes ayant un effet analgésique. En outre, et contrairement à la fourbure liée au SRIS, elle s'accompagne moins souvent d'une inflammation douloureuse du tissu lamellaire. C'est pourquoi ce type de fourbure reste le plus souvent subclinique et donc inaperçu. Le pronostic va dépendre de la rapidité à laquelle cette fourbure endocrinopathique sera identifiée en tant que telle en remarquant une croissance anormale du sabot (anneaux de croissance déformés, ligne blanche étirée et paroi qui s'évase) ou des taches rouges sur la paroi et la sole (meurtrissures de la sole). Si votre cheval est suivi par un professionnel des soins aux sabots et un vétérinaire attentifs et expérimentés il y a de grandes chances que ces derniers vous alertent à temps. C'est une des raisons pour lesquelles les soins fréquents et réguliers d'un professionnel des soins aux sabots sont indispensables.

Ces anneaux de croissance anormaux, qui résultent d'un changement de forme des lamelles secondaires de la corne (voir page 51), constituent un indice important [189]. Ils mettent environ trois mois à se former et lorsque les propriétaires les remarquent, la fourbure est déjà enclenchée depuis un bon moment. Ces déformations sont généralement – et donc parfois à tort – associées à une fourbure antérieure ou chronique.

S'il y a douleur, certains des signes suivants apparaitront :

- Pouls marqué et plus rapide (80 à 120 battements par minute)
- Tremblement et tension des muscles
- Transpiration (attention de ne pas confondre avec l'hyperhidrose décrite à la page 31)
- Signes de déshydratation
- Pupilles dilatées, hypervascularisation de la muqueuse des yeux
- Naseaux dilatés, oreilles aplaties
- Fréquence respiratoire plus élevée (80 à 100 respirations par minute)
  Les chevaux âgés ont souvent une fréquence respiratoire plus élevée que celle des jeunes. Tenez-en compte.
- Augmentation de la température corporelle (40 à 41°C)
- Sabots plus chauds, pulsations
- Abcès du sabot
- Raideur ou refus de se déplacer, report du poids sur l'arrière-main (attitude typique du fourbu), balancement d'un pied sur l'autre ou même refus de se lever.
- Irritabilité, anxiété, abattement, soupirs et gémissements.

Pour évaluer le niveau de boiterie, le vétérinaire utilise l'échelle de Obel. Vous en apprendrez plus sur ce sujet dans le prochain encadré.

Le vétérinaire peut faire des radiographies pour confirmer une suspicion de fourbure, même dans la phase aiguë dont nous parlons ici.

Lorsque l'os du pied commence à basculer dans la boîte cornée, on entre dans la phase chronique. Des détériorations de l'anatomie normale du sabot se produisent, certaines se voient de l'extérieur et d'autres ne sont visibles qu'aux radios.

Le coin nécrotique est l'une des plus connues. Comme l'os du pied se détache de la paroi et commence à basculer dans boîte cornée, il se crée alors un espace en pince, entre la paroi et l'os. Ce dernier se remplit de kératinocytes, de sang coagulé, de sérum, de corne morte et de nouveaux foyers d'inflammation. C'est cet ensemble que l'on nomme coin nécrotique.

En descendant dans la boîte cornée, l'os du pied tire vers le bas les tissus à partir desquels pousse la paroi. Il en résulte un anneau de fourbure profond sur la paroi. On peut déjà le voir quelques jours après le début d'une fourbure. Il va ensuite descendre au fur et à mesure de la pousse de la paroi.

Les évasements (*flares* en anglais) sont des déformations vers l'extérieur de la paroi. Ils se créent lorsque la connexion lamellaire n'arrive pas à compenser les forces s'exerçant sur cette paroi.

Outre ces trois caractéristiques facilement identifiables de la fourbure chronique, il existe toute une série de manifestations problématiques qui s'aggravent à mesure que la maladie progresse. Elles sont abordées en détail dans le livre « La fourbure : comprendre, guérir, prévenir ». Nous nous limitons ici à remarquer que n'importe quelle partie du sabot peut s'infecter, se déformer, se détacher, se casser ou mourir. Quelques-unes de ces complications sont abordées à partir de la page 151.

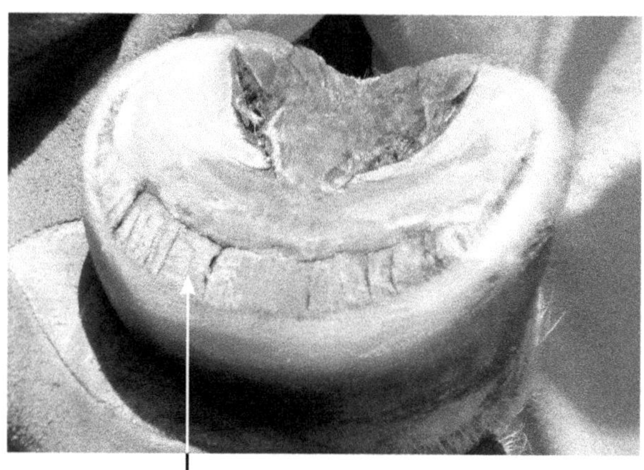

Coin nécrotique
(photo : Cynthia Cooper)

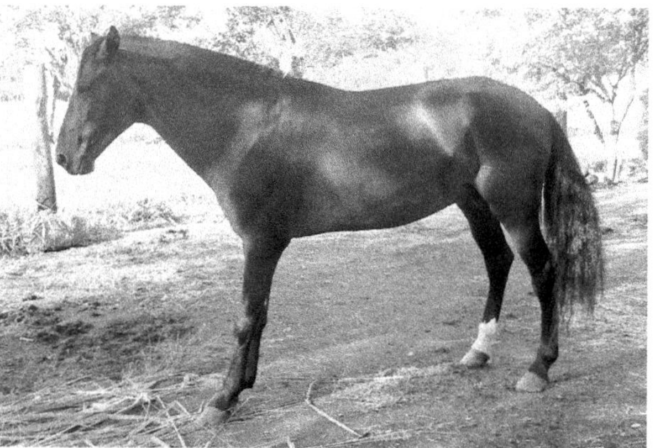

Attitude caractéristique d'un cheval atteint de fourbure
(photo : Advanced Equine Therapies)

ÉCHELLE DE OBEL MODIFIÉE

En 1948, Niles Obel a établi un système de classification servant à évaluer le degré de boiterie en cas de fourbure. L'échelle va de 0 : tous les mouvements s'effectuent sans problème, à 4 : le cheval refuse de bouger. Plus le score est élevé plus la boiterie est sévère. Les vétérinaires et les professionnels des soins aux sabots utilisent ce système pour suivre l'évolution vers la guérison. Quand un cheval passe de 4 à 3, c'est signe qu'il va mieux.

Le système n'est pas très précis. Il ne connaît que cinq degrés, de sorte que de subtiles aggravations ou diminutions de la douleur peuvent passer inaperçues. C'est un inconvénient. Une autre limitation majeure de ce système est qu'il est basé sur la fourbure liée au SRIS, alors que les chevaux PPID sont confrontés à une fourbure endocrinopathique. Dans ce contexte, la manifestation clinique de la douleur est souvent plus légère, elle peut commencer plus insidieusement ou se situer entre deux degrés d'Obel. Si elle se situe entre 0 et 1, on risque de ne pas la détecter.

La communauté scientifique avait besoin d'une échelle de Obel modifiée pour mieux évaluer la sévérité de la fourbure endocrinopathique. Celle-ci existe désormais et s'appelle l'échelle de Obel modifiée ou la méthode de Meier. Il s'agit d'un système de notation dans lequel des points sont attribués à différents signes cliniques. Les points additionnés donnent une note sur une échelle allant de 0 à 12.

Il semblerait qu'avec ce système, la personne procédant à l'évaluation obtient souvent le même résultat si elle réévalue cheval, et différentes personnes évaluant un cheval donné vont obtenir le même résultat [175].

À l'heure actuelle, l'échelle modifiée n'est utilisée que dans le cadre de recherches scientifiques pour tester les méthodes de traitement et de prévention. Souhaitons qu'elle soit bientôt adoptée par tous les vétérinaires.

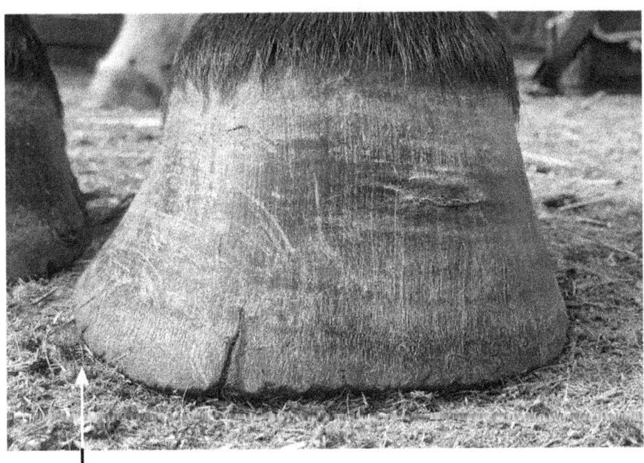

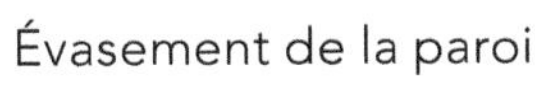

Évasement de la paroi

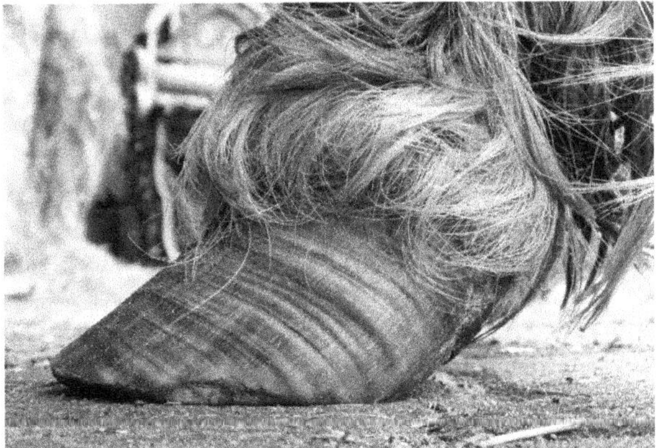

Anneaux de fourbure

L'échelle de Henneke est un autre système d'évaluation. Ce système attribue également des points à la quantité de graisse sur certaines parties du corps. On calcule ensuite la moyenne de ces points. Le score va de un à neuf, où « un » représente un cheval en très mauvais état et « neuf » un cheval extrêmement gras. Le score optimal pour la plupart des chevaux est de quatre, cinq ou six.

On utilise le CNS pour évaluer la circonférence de l'encolure et donc du surpoids. L'échelle est de six points, un score supérieur ou égal à quatre est considéré comme mauvais.

Vous pouvez noter vous-même les scores EEC / Henneke et CNS de votre cheval dans le journal de bord mentionné à la page 28, mais ne faites pas une trop grande fixation sur ces chiffres. L'âge, la race, la saison et l'utilisation du cheval sont aussi des facteurs susceptibles d'entraîner des variations normales. Ces systèmes sont avant tout un outil. Votre vétérinaire ou votre nutritionniste saura mieux replacer le score obtenu dans un contexte plus étendu.

À la recherche de signes d'adiposité, le vétérinaire examinera également les bourrelets de graisse au-dessus des yeux, sur le fourreau ou les mamelles et à la base de la queue.

Une tension artérielle élevée est également un signe de SME, tout comme la polyurie, la polydipsie et un manque d'entrain général (apathie).

ANALYSE SANGUINE

Les analyses sanguines standard ne révèlent pas la présence du PPID, mais peuvent dévoiler des infections secondaires et décider le vétérinaire à tester le PPID.

Bien que l'on détecte parfois une légère anémie et des anomalies dans le nombre de certains globules blancs chez les chevaux atteints de PPID, on ne sait pas encore assez bien si cela se produit fréquemment. Cet aspect n'est donc pas utilisé pour diagnostiquer le PPID.

On trouve des taux élevés d'enzymes hépatiques dans le sang de certains chevaux atteints de PPID, ce qui peut indiquer une maladie hépatique induite par les corticostéroïdes [117].

Examen sanguin endocrinologique

Le diagnostic en laboratoire – dans ce cas, les analyses sanguines endocrinologiques – est important pour les cas moins avancés (stade précoce), pour détecter les cas subcliniques et douteux et pour mesurer la réponse au traitement. Certains propriétaires de chevaux, réticents à l'idée de commencer un traitement qui doit être administré à vie, se sentent plus assurés lorsque les analyses de sang confirment la présence de la maladie.

Les analyses sanguines endocrinologiques sans la présence de signes cliniques sont un point de discussion. La probabilité d'un résultat faussement positif est élevée (voir encadré). C'est notamment le cas chez les jeunes chevaux dont les signes cliniques ne sont pas concluants. C'est pourquoi nous avons dit plus haut que les tests sanguins n'ont vraiment de sens que si le tableau clinique du cheval va également dans le sens du PPID. D'un autre côté, il faut reconnaître qu'une intervention précoce dans les cas subcliniques permet d'éviter de futures misères.

Des recherches récentes ont porté sur une meilleure interprétation des résultats des tests sanguins dans différentes conditions. En conséquence, beaucoup plus de « zones grises » sont devenues visibles et il est plus difficile d'avoir une valeur seuil claire pour poser un diagnostic (voir encadré « Valeurs de référence »).

Dans les zones grises, les taux d'hormones sont normaux alors que des signes cliniques sont présents ou inversement, on a des taux d'hormones élevés sans signes cliniques.

LES FAUX POSITIFS ET LES FAUX NÉGATIFS

Dans le cas d'un faux positif, une analyse donne à penser que le cheval est atteint d'une pathologie ou montre une anomalie de sa formule sanguine alors que ce n'est pas le cas. Une fausse alarme donc. Dans le cas d'un faux négatif, c'est le contraire. Le cheval est bien atteint ou une anomalie est présente mais n'apparaît pas à l'analyse.

Ces deux situations ne sont pas souhaitables. Un résultat faussement positif peut entraîner un traitement abusif du cheval ; un résultat faussement négatif signifie un traitement insuffisant.

En cas de traitement abusif, le cheval subit inutilement des soins et absorbe des médicaments potentiellement dangereux, tandis qu'en cas de traitement insuffisant, il ne reçoit pas ce dont il a besoin.

VALEURS DE RÉFÉRENCE

Pour les analyses de sang on utilise des valeurs de référence. Elles délimitent l'intervalle au sein duquel les résultats seront considérés comme acceptables ou normaux. C'est pourquoi on les appelle aussi valeurs normales. La majorité des chevaux en bonne santé ont des résultats compris dans cet intervalle.

Si certains résultats de la prise de sang sortent de cet intervalle (que ce soit en-dessous ou en-dessus), ils apportent au vétérinaire une confirmation de ce qu'il suspecte à la suite de l'anamnèse et de l'examen clinique. Si ces résultats sont dans la norme, il peut poursuivre ses recherches. Si, lors d'autres analyses sanguines, tous les résultats se situent dans les valeurs de référence, il sera de plus en plus convaincu que le cheval n'est pas atteint de la maladie.

Il est conseillé d'effectuer à nouveau un test pendant le pic saisonnier de septembre-octobre. La réalisation d'un autre type de test permet également d'y voir plus clair.

Si les signes cliniques sont peu nombreux ou légers et que les taux d'hormones sont normaux, le vétérinaire examinera de façon approfondie les autres causes possibles du tableau clinique anormal.

Types de tests

Certains tests peuvent être effectués à domicile, d'autres demandent de se rendre en clinique. Si, par exemple, le sang doit être prélevé à heures fixes ou si on a besoin de matériaux spéciaux pour traiter l'échantillon de sang.

Il existe des tests simples et des tests dynamiques. Dans les tests simples, on prélève un seul échantillon de sang pour déterminer la quantité d'une certaine substance présente dans le sang. Dans le cadre d'un test dynamique, un échantillon de sang est d'abord examiné pour mesurer les taux de certaines substances, comme les hormones. Une substance est alors injectée ou donnée au cheval, et on prélève un peu plus tard un deuxième échantillon de sang pour voir quels changements se sont produits sous l'influence de cette substance.

En ce qui concerne les tests dont nous allons parler, les faire une à deux fois par an pour voir comment évolue la numération sanguine et s'il est nécessaire d'ajuster les doses de médicaments est une bonne idée. Et si les résultats montrent que vos efforts pour améliorer la sensibilité à l'insuline de votre cheval par l'exercice et l'alimentation portent leurs fruits, ils peuvent être encourageants.

Détermination du taux d'ACTH

Il s'agit d'un test simple qui mesure la quantité d'ACTH dans le plasma sanguin. À la page 23, il est expliqué que chez les chevaux atteints de PPID, la quantité d'ACTH est plus élevée parce qu'une plus grande quantité de cette hormone est fabriquée à partir de son précurseur, la POMC, et parce que la conversion ultérieure en hormones dérivées ne peut pas suivre la production.

Si l'on suppose que l'ACTH produite dans le lobe intermédiaire de l'hypophyse est biologiquement moins active que l'ACTH provenant du lobe antérieur d'une hypophyse saine, on se heurte à un aspect limitatif du dosage de l'ACTH. En effet, le test indique la présence d'ACTH, mais pas son efficacité ni la partie de l'hypophyse dont elle provient.

Il y a des chevaux avec des taux élevés d'ACTH qui n'ont pas de PPID. Ne faite pas de fixation sur le résultat d'un dosage de l'ACTH. Le tableau clinique est au moins aussi important. Vous pourrez lire un peu plus loin ce qui peut faire augmenter le taux d'ACTH sans qu'il y ait un PPID.

Plus la maladie est avancée, plus la fiabilité du test est grande.

Une méta-analyse de dix études, réalisée en 2020, a montré que la sensibilité du test était de 68 % et sa spécificité de 86 % [3]. Le premier pourcentage indique la fréquence à laquelle le test identifie correctement la présence de la maladie, le second son absence. Pendant la augmentation saisonnière, ces pourcentages sont plus élevés, avec respectivement 100 % et 95 % [121].

Procédure

- Du sang est prélevé.
- On y ajoute un anticoagulant pour qu'il reste liquide.
- L'échantillon est refroidi.
- Par centrifugation ou gravité on sépare le plasma (la partie liquide du sang) des cellules sanguines.
- L'échantillon est envoyé au laboratoire sous forme réfrigérée dans les 48 heures. L'analyse est effectuée sur le plasma.

Valeurs de référence

En 2010, une étude a été menée à partir des échantillons de sang de plus de 1 000 chevaux. Sur cette base, on a établi des valeurs de référence qui sont utilisées depuis lors pour les chevaux vivant dans la zone tempérée de l'hémisphère Nord (entre le cercle polaire et le tropique du Cancer) [26]. Ce système, qui, à l'heure où nous écrivons ces lignes, est encore le plus utilisé en France et en Belgique, part de l'hypothèse de deux issues possibles, à savoir le PPID ou l'absence de PPID. De novembre à juillet, un cheval est considéré comme positif au PPID si la valeur dépasse 29 pg / ml (picogrammes par millilitre). D'août à octobre, la limite est de 47 pg / ml.

Il existe un autre système, qui part du principe que les chevaux dont l'ACTH est inférieure à 19 pg / ml ont peu de chances d'être atteints de PPID et que ceux dont l'ACTH est supérieure à 40 pg / ml sont susceptibles de l'être. Entre les deux, il y a les cas douteux (la zone grise, dont nous avons parlé précédemment) [160]. Ce système n'est pas très répandu en France et en Belgique.

Récemment, *l'American College of Veterinary Internal Medicine (ACVIM)* a proposé, pour le diagnostic du PPID pendant les mois d'automne, des valeurs limites beaucoup plus élevées (voir le tableau 1 à la page 79).

D'après l'ACVIM, l'augmentation saisonnière commencerait également plus tôt et durerait plus longtemps. Le pic se situe toujours en septembre et octobre. La classification fait également la distinction entre négatif, douteux et positif. Cette classification commence à être de plus en plus utilisée en France et en Belgique.

Le groupe de travail sur le PPID de *l'Equine Endocrinology Group* (EEG) recommande une classification en quatre périodes (tableau 2). Cette classification est également appliquée par de plus en plus de vétérinaires.

Ne vous laissez pas impressionner par toutes ces classifications. Votre vétérinaire interprétera les résultats sanguins avec la classification de son choix. En cas de résultat douteux, il apportera une attention particulière au tableau clinique, effectuera un nouveau test ou un test supplémentaire.

Certains laboratoires utilisent un système de valeurs différent. Ils calculent en pmol / L (picomole par litre) au lieu de pg / ml. Pour l'ACTH, vous pouvez convertir vous-même :

- pg / ml en pmol / L : x 0,2202
- pmol / L en pg / ml : x 4,5413

Si vous souhaitez par exemple discuter des résultats d'analyses sanguines avec d'autres propriétaires de chevaux sur les réseaux sociaux, mentionnez quel système de valeurs a été utilisé. De cette façon, vous éviterez toute confusion. Il va de soi que si vous voulez comparer les résultats de tests successifs, il faut utiliser le même système de valeurs.

Il existe également différentes techniques d'analyse (dosages) pour mesurer l'ACTH. Vous ne pouvez pas comparer aveuglément les résultats de deux tests sanguins effectués par des laboratoires différents, utilisant des techniques différentes [34]. En particulier lorsque les taux d'ACTH sont faibles, les résultats des deux techniques divergent.

Mais en tant que propriétaire, ne vous inquiétez pas de cela. En effet, la plupart des laboratoires commerciaux utilisent le test de chimioluminescence (*CIA*), alors que dans le cadre de la recherche, le test radio-immunologique (*RIA*) est le plus souvent utilisé. Du reste, les valeurs de l'ACVIM sont basées sur un CIA. En cas de doute, vous pouvez toujours demander à votre vétérinaire si les résultats de l'analyse sanguine effectuée peuvent être comparés à ceux d'une analyse précédente.

PÉRIODE	NÉGATIF	DOUTEUX	POSITIF
mi-novembre / mi-juillet	< 30 pg / ml	30–50 pg / ml	> 50 pg / ml
mi-juillet / mi-novembre	< 50 pg / ml	50–100 pg / ml	> 100 pg / ml

Tableau 1. Valeurs d'ACVIM

PÉRIODE	NÉGATIF	DOUTEUX	POSITIF
décembre / juin	< 15 pg / ml	15–40 pg / ml	> 40 pg / ml
juillet et novembre	< 15 pg / ml	15–50 pg / ml	> 50 pg / ml
août	< 20 pg / ml	20–75 pg / ml	> 75 pg / ml
septembre / octobre	< 30 pg / ml	30–90 pg / ml	> 90 pg / ml

Tableau 2. Valeurs d'EEG

Autres facteurs influençant l'ACTH

Les taux d'ACTH peuvent être affectés par un certain nombre de choses n'ayant rien à voir avec le PPID. En d'autres termes, votre cheval peut avoir beaucoup d'ACTH dans le sang sans que ses neurones ne soient endommagés et donc ne pas être atteint de PPID. Ce phénomène est parfois appelé pseudo-PPID ou pseudo-Cushing sur les réseaux sociaux ; des termes qui créent pas mal de confusion au lieu de donner une explication.

Pour obtenir le résultat le plus fiable, il faut que ces facteurs soient autant que possible sous contrôle le jour de la prise de sang. Cela n'est pas toujours réalisable avec tous. Dans son interprétation des résultats, le vétérinaire en tiendra compte.

Augmentation saisonnière

Vous venez de lire que d'août à octobre (ou de mi-juillet à mi-novembre, si les valeurs de référence de l'ACVIM sont utilisées), on utilise une valeur de référence plus élevée pour déterminer si un cheval est atteint de PPID. Cela permet de tenir compte de ce que l'on appelle l'augmentation saisonnière.

La longueur du jour affecte considérablement la concentration d'ACTH chez tous les chevaux. Lorsque les jours raccourcissent en automne, la production d'ACTH augmente. Les hormones dérivées (alpha-MSH et CLIP) de l'ACTH produit par le lobe intermédiaire augmentent également en conséquence. La production accrue d'hormones s'explique par le fait que le corps se prépare à la pénurie de nourriture qui accompagne l'hiver.

En ce qui concerne la bêta-endorphine fabriquée directement à partir de la POMC, on n'a pas encore pu décrire précisément ce qui se passe chez les chevaux lorsque les jours raccourcissent. À partir de ce que nous savons des autres mammifères et selon une étude menée en 2009 sur des juments, il est logique de penser que la production de cette hormone augmente également en automne [235]. Par commodité, nous entendrons désormais par augmentation saisonnière l'augmentation de la production d'ACTH en automne.

Chez les chevaux atteints de PPID, les taux sont, pendant cette période, beaucoup plus élevés que chez les chevaux sains (voir graphique). L'augmentation saisonnière a également tendance à durer plus longtemps chez eux. C'est particulièrement le cas chez les chevaux âgés et ceux qui ont déjà un PPID depuis un certain temps. Les tests sont-ils fiables pendant cette période ? Oui, c'est même le meilleur moment pour les effectuer car chez les chevaux atteints de PPID, la hausse est plus importante que chez les chevaux sains. Cela permet de repérer plus facilement les cas précoces. Nous vous avons conseillé plus haut de faire des tests deux fois par an. L'un de ces deux moments devrait alors se situer pendant l'augmentation saisonnière.

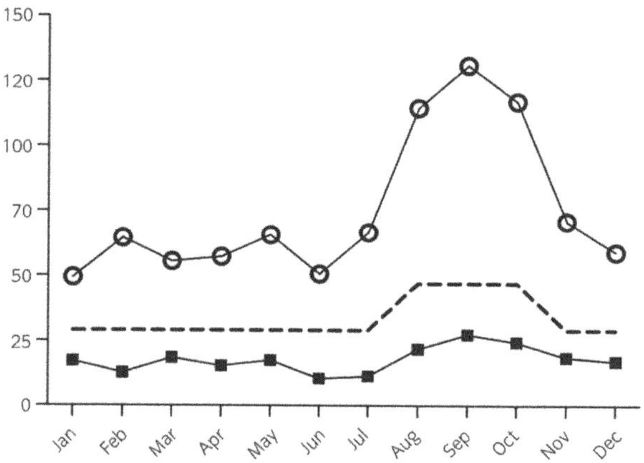

Taux d'ACTH en pg / ml en fonction du mois chez les chevaux atteints de PPID (ronds) et chez les chevaux sains (carrés). La ligne pointillée indique la limite supérieure des valeurs de référence. *(graphique : V. Copas, A. Durham [26])*

Bien sûr, l'augmentation saisonnière ne se produit pas du jour au lendemain. Elle se fait progressivement au début et diminue progressivement, bien qu'un peu plus rapidement, à la fin. Si le résultat d'un test fait juste avant ou juste après cette période n'est pas concluant, il faut absolument replacer celui-ci

dans le cadre du tableau clinique.
Un test de suppression à la dexaméthasone (décrit plus loin) peut apporter des éclaircissements, ou vous pouvez refaire effectuer ce test de détermination de l'ACTH trois mois plus tard.

Une étude rétrospective de 2020, utilisant une grande base de données de résultats de tests, suggère que les valeurs de référence devraient même varier sur une base hebdomadaire [29]. *The Liphook Equine Hospital,* auquel est affilié le directeur d'étude, le fait déjà aujourd'hui. Notamment de juin à décembre, cela permettrait d'une part, d'éviter que des cas subcliniques ne passent inaperçus et ne soient donc pas traités, et d'autre part que des chevaux soient traités alors qu'ils ne sont pas atteints de PPID.

Chez les ânes et les races de petits poneys comme les Shetlands, l'augmentation saisonnière est plus marquée que chez les chevaux. Chez les juments, elle est légèrement plus élevée que chez les hongres, et plus le cheval est âgé, plus le pic est prononcé [140].

Le nombre d'heures d'ensoleillement quotidien dépend également de la latitude à laquelle se trouve le cheval. L'augmentation saisonnière est légèrement moins accentuée lorsque l'on va vers le nord [68]. Les valeurs de référence que nous utilisons en France et en Belgique n'ont pas encore été adaptées en fonction.

En dehors de cette période, les taux hormonaux restent à peu près stables, tant que les autres facteurs de hausse dont nous allons parler n'entrent pas en jeu.

MOMENT DE LA JOURNÉE

Une étude de 2014 montre que, surtout chez les chevaux en bonne santé, l'ACTH est à son maximum vers huit heures du matin [160]. Elle diminue ensuite au cours de la journée. D'autres études indiquent que ce n'est pas le cas. Les légères fluctuations de la production normale d'ACTH proviennent presque exclusivement du lobe antérieur de l'hypophyse et faussent donc les résultats si l'on ne veut considérer que la libération d'ACTH par le lobe intermédiaire. Ceci est encore souligné par le fait que l'alpha-MSH, qui est formée à partir de l'ACTH du lobe intermédiaire, n'a pas de rythme circadien. Pour faire disparaître des doutes éventuels et comparer le mieux possible, mieux vaut effectuer les tests de contrôle à peu près au même moment de la journée.

> RYTHME CIRCADIEN
> Processus biologique cyclique d'une durée d'environ 24 heures. Par exemple l'alternance sommeil-éveil de l'être humain

Chez les chevaux sains, l'hypophyse sécrète l'ACTH par pulsations [178]. Cela pourrait produire des taux sanguins inattendus. L'étude de 2014 n'a pas retrouvé ces pics [160]. D'après les chercheurs, cela pourrait être dû à des variations dans le concept de recherche.

Stress

Le stress provoque une montée d'ACTH et peut donc fausser les résultats des prises de sang [40]. La probabilité d'un faux-positif augmente.

En cas de stress, l'ACTH provient du lobe antérieur de l'hypophyse, et non du lobe intermédiaire. Quand on fait un dosage, il est impossible de déterminer l'origine de l'ACTH mesurée.

La prise de sang elle-même peut déjà être si stressante que l'ACTH augmente. Un vétérinaire pressé ou grincheux ou un propriétaire stressé n'aident pas non plus. Le trajet en van vers une clinique est également un facteur de stress. Essayez que la prise de sang soit faite à domicile pour créer une situation détendue. Si votre cheval doit quand même voyager en van, attendez au moins une demi-heure après qu'il en soit descendu pour effectuer une prise de sang [93].

Douleur et maladie

La douleur, tout comme le stress, provoque une hausse de l'ACTH. Mais là encore, cette ACTH provient du lobe antérieur de l'hypophyse et ne dit donc rien sur la présence ou non d'un PPID.

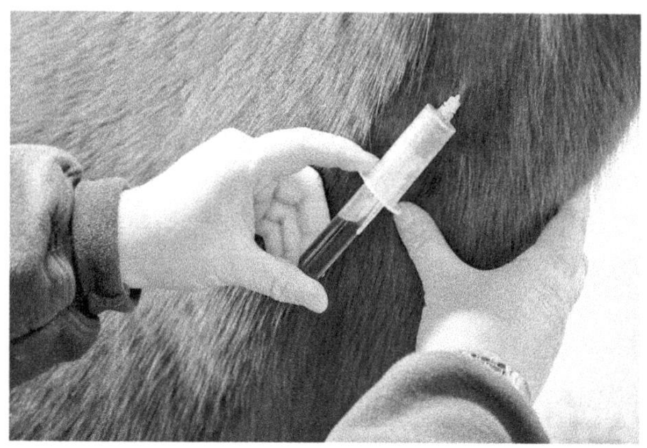

Une prise de sang peut générer du stress

Il vaut mieux ne pas procéder à des tests pendant la phase aiguë d'une fourbure. L'utilisation d'un tord-nez peut aussi faire monter le taux d'ACTH ce qui pose un problème lorsqu'on le fait lors d'une prise de sang.

Les chevaux atteints de PPID sont souvent un peu plus âgés, et la vieillesse s'accompagne de maux. Les affections liées à l'âge, comme l'arthrose ou l'EOTRH (voir page 41), sont douloureuses et peuvent donc aller de pair avec une hausse de l'ACTH.

Les chevaux gravement malades produisent tellement plus d'ACTH qu'un dosage destiné à diagnostiquer le PPID n'est plus si précis. Tester l'ACTH sur un cheval souffrant de coliques, par exemple, serait absurde. Heureusement, aucun vétérinaire ne le fera.

Alimentation

L'ingestion d'aliments a pour effet d'augmenter l'ACTH. Une étude de 2014 a révélé que les taux d'ACTH étaient significativement plus faibles après 12 heures de jeûne, que lorsqu'on les mesurait deux heures après la prise de nourriture consécutive à une période de 12 heures de jeûne [155]. Par conséquent, demandez à votre vétérinaire s'il souhaite que votre cheval soit à jeun.

Une étude de 2018 a révélé que chez des chevaux âgés (env. 20 ans), en bonne santé, nourris avec des aliments riches en amidon, les niveaux d'ACTH étaient plus élevés que chez des chevaux d'environ neuf ans, soumis au même régime [65]. Ces individus âgés en bonne santé pourraient donc être étiquetés à tort comme atteints de PPID.

Medicaments, sédation

Les chevaux souffrant d'affections respiratoires peuvent se voir prescrire du Ventipulmin™. Ce médicament est connu pour augmenter la production d'ACTH.

La sédation peut provoquer aussi bien une augmentation qu'une diminution de l'ACTH. *The Liphook Equine Hospital* déconseille de sédater un cheval pour un dosage de l'ACTH [201].

En 2001, une étude polonaise a révélé que lorsque l'ont traitait des rats avec certains AINS, leurs taux d'ACTH diminuaient. Il n'est pas dit que ce soit également le cas pour les chevaux [161].

AINS
: Anti-Inflammatoires Non Stéroïdiens. Groupe de médicaments aux propriétés analgésiques et anti-inflammatoires.

Effort physique

La production d'ACTH augmente immédiatement après un effort physique [61]. Un cheval qui vient de galoper comme un fou dans le pré ou de travailler dans le manège avec son cavalier, aura des taux plus élevés. Sortez votre cheval du pré au moins une demi-heure avant la visite du vétérinaire et mettez-le dans un endroit calme et familier.

Cheval, poney ou âne, sexe

Une étude de 2010 a révélé que les ânes ont des taux d'ACTH plus élevés que les chevaux, notamment de mai à novembre [250]. Une vaste étude réalisée en 2022 montre que c'est également le cas pour les poneys Shetland et Welsh (juillet-septembre) et les Arabes (mai-novembre) [71]. Selon cette même étude, les juments ont des valeurs plus élevées que les hongres et les étalons au début de l'automne (en septembre). Des études supplémentaires sont nécessaires pour déterminer si et comment on devrait ajuster les valeurs de référence.

ÂGE

Plus un cheval est âgé, plus ses niveaux d'ACTH sont élevés [140]. Cela s'explique en partie par le fait que la dégradation des neurones fait partie du processus normal de vieillissement. On peut même se demander si un vieux cheval présentant une dégradation des neurones correspondant à son âge et des taux d'ACTH légèrement élevés est atteint de PPID, surtout si les signes cliniques restent minimes.

ACHEMINEMENT DE L'ÉCHANTILLON

Votre vétérinaire doit tenir compte d'un certain nombre d'éléments lors de la préparation et de l'envoi de l'échantillon de sang afin d'éviter des résultats faussés. De toute évidence, il sait très bien comment procéder et il n'est pas utile de le lui faire remarquer.

Pour les plus curieux d'entre vous, voici les facteurs susceptibles de faire monter ou descendre le taux d'ACTH : la durée pendant laquelle l'échantillon de sang a été conservé avant son analyse, le fait qu'il ait été correctement réfrigéré, qu'il ait été congelé ou non, la durée pendant laquelle l'échantillon a été conservé congelé et si l'on a utilisé ou non la stimulation par la TRH (voir page suivante).

DÉTERMINATION DU TAUX D'ALPHA-MSH

Il s'agit d'un test simple qui mesure la quantité d'alpha-MSH dans le plasma sanguin. L'alpha-MSH n'est pas affectée par des facteurs tels que le stress, la maladie ou le transport et donne donc moins de résultats faussement positifs ou négatifs qu'un dosage de l'ACTH.

Comme elle est formée à partir de l'ACTH, l'alpha-MSH montre elle aussi une forte hausse pendant les mois d'automne. Cette augmentation est relativement beaucoup plus prononcée pour l'alpha-MSH que pour l'ACTH ; jusqu'à plus de trois fois plus élevée. Ce test pourrait donc être utile avant et après la fin du pic saisonnier ou si le résultat d'un dosage de l'ACTH n'est pas concluant. De plus, l'alpha-MSH peut augmenter dès le début de la maladie, de sorte que son dosage pourrait être utilisé pour établir un diagnostic précoce.

Le taux d'alpha-MSH dénonce un problème spécifique au lobe intermédiaire. Comme vous le savez maintenant, ce n'est pas le cas pour l'ACTH, car celle-ci peut également provenir du lobe antérieur.

Hélas, ce test n'est pas encore commercialisé. Lorsqu'il le sera, il pourra devenir un outil de diagnostic important.

Détermination du taux de bêta-endorphine

La bêta-endorphine est également élevée en cas de PPID. Elle est un produit dérivé de la POMC mais elle n'est pas fabriquée à partir de l'ACTH. Ainsi, contrairement au dosage de l'alpha-MSH, celui de la bêta-endorphine ne dit rien sur l'ACTH.

Il serait intéressant que le vétérinaire puisse également déterminer le taux sanguin de cette hormone. Actuellement, aucun laboratoire ne propose ce test dans le commerce. C'est pourquoi nous ne savons que peu de choses sur le rôle de la bêta-endorphine dans le cadre du PPID.

Test de stimulation de la TRH

Il s'agit d'un test dynamique qui révèle une réponse excessive de l'hypophyse à l'administration de TRH chez les chevaux atteints de PPID, par rapport aux chevaux sains.

TRH
: Abréviation du terme anglais *Thyrotropin-Releasing Hormone*, que l'on traduit par hormone qui libère la thyrotropine, ou thyréolibérine. Hormone de l'hypothalamus qui stimule la sécrétion d'hormones par l'hypophyse.

Malheureusement, la TRH est à la fois chère et difficile à obtenir. Pour l'instant, ce test est principalement utilisé dans un contexte scientifique.

Le test de stimulation de la TRH s'avère utile lorsque les résultats de l'ACTH ne sont pas concluants (les cas douteux dans les tableaux de la page 79) ou lorsque les signes cliniques sont fortement évocateurs de PPID, alors que les résultats de l'ACTH sont négatifs. Ce test pourrait également servir à détecter un PPID subclinique. En outre, il pourrait être utile durant la période de l'année où l'ACTH est faible et ne présente pas de grande variation. En d'autres termes, de décembre à juin. Enfin, il pourrait être décisif dans les cas susmentionnés où l'ACTH est poussée à la hausse par d'autres facteurs.

Comme le dosage de l'ACTH, le test de stimulation de la TRH implique des valeurs fluctuantes qui dépendent de la saison, de l'âge, du stress et de la prise alimentaire.

Des recherches menées en 2020 suggèrent que ce test peut être effectué sur des chevaux présentant une douleur légère à modérée sans que le résultat en soit affecté [19].

Ce test pourrait servir de complément au TSD décrit ci-dessous, si ce dernier n'est pas concluant. Le test de stimulation de la TRH est pour cela bien adapté à la mise en évidence du PPID à un stade précoce.

En raison de tous ces avantages, il serait utile que ce test soit courant et à un prix abordable en France et en Belgique.

Procédure

- On prélève du sang comme décrit précédemment afin de mesurer l'ACTH et éventuellement l'alpha-MSH.
- On administre ensuite, 1 mg de TRH par voie intraveineuse (0,5 mg pour les poneys de moins de 250 kg).
- Une deuxième prise de sang est effectuée dix minutes plus tard.
- Chez les chevaux atteints de PPID, l'ACTH est maintenant nettement plus élevée ; l'alpha-MSH est même quatre fois plus élevée.
- Un troisième échantillon est parfois prélevé après une demi-heure pour analyse.

Des variations saisonnières dans la réponse à la TRH apparaissent chez les chevaux sains. Il est donc préférable de ne pas effectuer de tests d'août à octobre. De bonnes valeurs de référence pour cette période n'ont pas encore été définies.

Test de suppression de la dexaméthasone (TSD)

La dexaméthasone est une variante synthétique du cortisol. Le cortisol a un effet inhibiteur sur le lobe antérieur de l'hypophyse. L'administration de dexaméthasone l'empêche artificiellement de produire de l'ACTH. Les glandes surrénales vont maintenant produire moins de cortisol. L'ampleur de cette diminution peut être mesurée dans le sang. Si elle est insuffisante après l'administration de dexaméthasone, cela indique que le lobe intermédiaire de l'hypophyse produit beaucoup d'ACTH. Chez un cheval en bonne santé, ce ne sera pas le cas ; chez un cheval atteint de PPID, ce sera le cas. En d'autres termes, avec ce test dynamique, vous désactivez temporairement la plus grande source de cortisol, ce qui vous permet de voir ce que fait l'autre source, plus petite.

Étant donné que la production de cortisol par l'organisme lui-même se poursuit également et qu'elle est sous l'influence de divers facteurs qui ne peuvent pas être facilement contrôlés, cela peut donner des résultats faussement positifs et faussement négatifs. Ce test, longtemps considéré comme le test standard, est maintenant reconsidéré.

Le test nécessite l'administration de corticostéroïdes synthétiques, qui sont déconseillés chez les chevaux atteints de PPID, à la limite de la fourbure ou l'ayant déjà dépassée. Pour ces chevaux en particulier, il serait bénéfique de pouvoir utiliser le test de stimulation de la TRH.

Côté pratique, le vétérinaire doit venir deux fois sur place, ce qui peut être un inconvénient.

Procédure

- Une prise de sang est effectuée vers quatre heures de l'après-midi pour déterminer le taux de cortisol.
- On injecte en intraveineuse une petite quantité (40 µg / kg) de dexaméthasone.
- Le lendemain, une nouvelle prise de sang est effectuée vers midi. Dans ce nouvel échantillon de sang, la quantité de cortisol doit être faible pour que le résultat du test soit négatif.

De bonnes valeurs de référence indiquant dans quelle mesure le taux de cortisol doit avoir baissé n'ont pas encore été définies.

L'étude de 2018 mentionnée à la page 83 a non seulement constaté des taux d'ACTH plus élevés chez les chevaux âgés consommant un aliment riche en amidon, mais aussi des taux de cortisol plus élevés [65]. Ceci doit être pris en compte dans le test de suppression de la dexaméthasone.

Pour le diagnostic du PPID chez l'âne, ce test ne semble pas convenir, car il donne trop de résultats faussement négatifs [123].

Test de réponse à la dompéridone

La dompéridone est un antagoniste de la dopamine. C'est-à-dire qu'elle a un effet inhibiteur sur la dopamine. Après administration, le lobe intermédiaire de l'hypophyse des chevaux atteints de PPID produira beaucoup plus d'ACTH [38]. Chez les chevaux sains, ce ne sera guère le cas car chez eux, le lobe antérieur de l'hypophyse est la principale source d'ACTH et il n'est pas sous l'influence de la dopamine. Ce test dynamique est moins utilisé de nos jours.

Tester le dérèglement de l'insuline

Il y a un dérèglement de l'insuline chez au moins un tiers des chevaux atteints de PPID. Voilà pourquoi il est important de vérifier au moins une fois les taux d'insuline et de glucose dans le sang ou d'effectuer un test de tolérance au glucose par voie orale. En diagnostiquant et en traitant à temps le dérèglement de l'insuline, vous pouvez réduire le risque de fourbure et d'aggravation du SME.

Un cheval qui souffre, à cause d'une fourbure par exemple, ou un cheval stressé, produit plus de cortisol et d'adrénaline [40]. Cela affecte les taux sanguins de glucose, d'insuline et de leptine. Pour effectuer ce test, il est donc préférable d'attendre que la douleur et le stress aient diminué. Ce qui rend la tâche parfois difficile, car le jeûne obligatoire pour le dosage de l'insuline décrit ci-dessous est également source de stress.

> **ADRÉNALINE**
> Hormone et neurotransmetteur qui influence, entre autres, la glycémie.

Une détérioration soudaine des résultats sanguins, lors d'un nouveau test dans le cadre d'un dérèglement de l'insuline, peut indiquer que ce cheval est désormais également atteint de PPID.

DÉTERMINATION DU TAUX D'INSULINE

Il s'agit d'un test simple, dont il existe deux variantes. L'une exige que le cheval soit à jeun, l'autre non.

DOSER L'INSULINE À JEUN

Dans le dosage de l'insuline à jeun, le sang est prélevé sur le cheval après un jeûne de six heures. On mesure ensuite l'insuline. Avec un taux supérieur à 20 UI / L la plupart des races sont considérées comme étant en hyperinsulinémie [52].

> **UI / L**
> Unité Internationale par Litre. Unité de mesure utilisée en pharmacologie pour une quantité relative d'une substance.

La réponse insulinique (pic de production d'insuline) est influencée par de nombreux autres facteurs. Par conséquent, ce test donne de nombreux faux négatifs et conclut à tort qu'il n'y a pas de résistance à l'insuline [223]. En effet, il s'agit d'un test ponctuel où l'on supprime le facteur de l'apport alimentaire qui déclenche normalement la réponse insulinique de l'organisme. Vous ne savez donc pas comment votre cheval réagirait s'il avait ingéré des sucres. Près de deux chevaux insulino-résistants sur trois passent au travers de ce test. Le nombre de faux positifs est également élevé.

La valeur supérieure de référence, lors du dosage de l'insuline à jeun, peut être différente pour certaines races de chevaux. Votre vétérinaire en tiendra compte.

DOSER L'INSULINE SANS JEÛNE PRÉALABLE

Pour ce test, le cheval n'a pas besoin d'être à jeun. Il a accès à l'herbe ou au foin. On mesure, comme dans le test précédent, le taux d'insuline dans l'échantillon de sang. L'inconvénient majeur est que l'on ne connaît pas la quantité exacte de glucides consommés. Si l'alimentation contient beaucoup de sucres, la réponse insulinique sera également élevée.

Ce test est moins précis que celui du dosage à jeun. On a tenté de résoudre ce problème en augmentant de moitié la limite supérieure des valeurs de référence. Un cheval non insulinorésistant ne peut pas manger au-delà de cette limite. Cela dit, il existe de nombreux cas douteux juste en dessous de la limite supérieure. L'avantage du dosage de l'insuline sans jeûne préalable est qu'il donne moins de résultats faux négatifs.

Test de réponse à l'insuline

Il existe aussi deux versions de ce test dynamique. Il s'agit du test de réponse à l'insuline en deux étapes et du test combiné glucose-insuline.

Test de réponse à l'insuline en deux étapes

Dans le test de réponse à l'insuline en deux étapes, on mesure d'abord le glucose dans le sang. Après cette mesure de référence, le vétérinaire injecte de l'insuline au cheval. Une demi-heure plus tard, il mesure à nouveau le taux de glucose dans le sang. Chez les chevaux sans dérèglement de l'insuline, il doit être au moins réduit de moitié. Chez les chevaux présentant un dérèglement de l'insuline, ce n'est pas le cas.

Test combiné glucose-insuline

Le test combiné glucose-insuline est une variante du test de réponse à l'insuline en deux étapes. On va injecter d'abord du glucose puis de l'insuline. Trois quarts d'heure après l'injection, la glycémie est mesurée. Celle-ci doit être revenue à la normale chez les chevaux sans dérèglement de l'insuline. Une demi-heure plus tard, on mesure l'insuline. Celle-ci doit être, elle aussi, revenue à la normale.

Le test de réponse à l'insuline en deux étapes et le test combiné glucose-insuline sont principalement utilisés dans un contexte scientifique et dans les cliniques équines spécialisées.

Détermination des taux de leptine et d'adiponectine

Le vétérinaire peut éventuellement mesurer le taux de leptine, une hormone régulatrice de l'appétit, dans le sang. À la page 42, vous avez lu ce qu'est la résistance à l'insuline. Aux premiers stades de la résistance à l'insuline, la glycémie reste relativement normale, alors que la quantité d'insuline dans le sang est trop élevée. Les taux d'insuline peuvent cependant rester juste dans les valeurs de référence. Si la leptine est en hausse on sait alors qu'il y a un dérèglement de l'insuline.

La quantité d'adiponectine peut également être déterminée. Les chevaux présentant un dérèglement de l'insuline sont plus susceptibles de présenter des taux d'adiponectine réduits.

Des taux élevés de leptine associés à de faibles taux d'adiponectine ont, d'après une étude de 2017, une valeur prédictive pour l'apparition d'une fourbure chez les poneys [219].

Pour que le vétérinaire effectue ces tests sanguins, votre cheval doit être un cas douteux typique.

Détermination de la glycémie

Il s'agit d'un test simple qui mesure la quantité de sucre dans le sérum sanguin, ce qui est plus précis que le faire dans le sang.

Sérum sanguin

Liquide jaune clair qui reste après que le plasma sanguin ait coagulé et a été centrifugé.

Test de tolérance au glucose administré par voie orale

On peut parer au manque de fiabilité du test simple de détermination de l'insuline à jeun, avec le test dynamique de tolérance au glucose administré par voie orale (ou : test de concentration du glucose). Il donne moins de faux négatifs [33].

Le test doit montrer comment le sucre est assimilé par l'organisme et si des problèmes hormonaux surviennent au cours de ce processus. Deux échantillons de sang sont prélevés. Le premier après que le cheval ait jeûné pendant six heures, le second après qu'il ait consommé une dose donnée de sirop de sucre. Cette quantité est bien supérieure à celle qu'il pourrait ingérer en broutant normalement. Si l'insuline grimpe en flèche après l'administration de glucose, il y a très probablement une résistance à l'insuline.

Autres tests

Pour plus d'exhaustivité, il nous faut mentionner le dosage du cortisol et le test de stimulation de l'ACTH. Ces deux tests sont de moins en moins utilisés. Le groupe de travail sur le PPID de *l'Equine Endocrinology Group* (EEG) déclare même qu'ils sont impropres au diagnostic du PPID [222].

Détermination du taux de cortisol

La mesure de la quantité de cortisol dans le sang, la salive ou l'urine n'est pas déterminante, car les chevaux atteints de PPID n'ont généralement pas trop de cortisol dans leur organisme. Et, de toute façon, il serait préférable de mesurer le cortisol libre. Aujourd'hui, la science s'intéresse aussi à d'autres anomalies du métabolisme du cortisol (voir « Dérèglement du cortisol » à la page 24). En outre, diverses autres pathologies et facteurs influencent le taux de cortisol, comme le stress, la douleur, d'autres maladies, l'exercice physique intense, la prise de médicaments, la sédation, la période de l'année et le moment de la journée.

L'avantage d'un prélèvement d'urine ou de salive est qu'il ne provoque pas de stress, comme peut le faire une prise de sang. Le stress de la prise de sang augmente la quantité de cortisol, ce qui fausse le résultat du test.

Il fut un temps où l'on examinait aussi les anomalies des variations normales du taux de cortisol dans le sang pendant la journée, au cours de ce que l'on appelle le rythme circadien. L'augmentation de l'ACTH était censée niveler ce rythme. Il se peut que l'ACTH fabriquée par le lobe intermédiaire soit biologiquement moins active et ait donc peu d'impact sur la production de cortisol. En outre, le rythme circadien diminue généralement en cas de maladie et fait partie du processus de vieillissement.

Test de stimulation de l'ACTH

Il s'agit d'un test dynamique au cours duquel on administre de l'ACTH. Cela entraîne une augmentation de la production de cortisol par les glandes surrénales. Plus les glandes surrénales sont grosses, plus la production de cortisol est importante. Chez les chevaux présentant un grossissement des surrénales, la quantité de cortisol libérée après stimulation par l'ACTH est plus importante que chez les chevaux sains. Le grossissement des glandes surrénales est rare chez les chevaux atteints de PPID. Par conséquent, ce test n'est pas très utile, sauf s'il est utilisé spécifiquement pour diagnostiquer un grossissement des glandes surrénales.

EXAMEN EN IMAGERIE

Dans le cadre de la recherche scientifique, l'imagerie nous a apporté beaucoup de connaissances et d'informations. En pratique, elle est moins usuelle, sauf si on désire visualiser certains signes cliniques.

Radiographies

Les radiographies sont utiles dans le contexte de la fourbure (voir encadré page 71). Notamment, pour voir si une rotation de l'os du pied s'atténue et si votre cheval est en voie de guérison. En effet, malgré la croyance persistante et répandue de nombreuses personnes, une rotation de l'os du pied peut réellement se rétablir.

De gros abcès du pied sont également visibles à la radio. À partir d'un certain stade, l'ostéoporose peut également être mise en évidence par des radiographies.

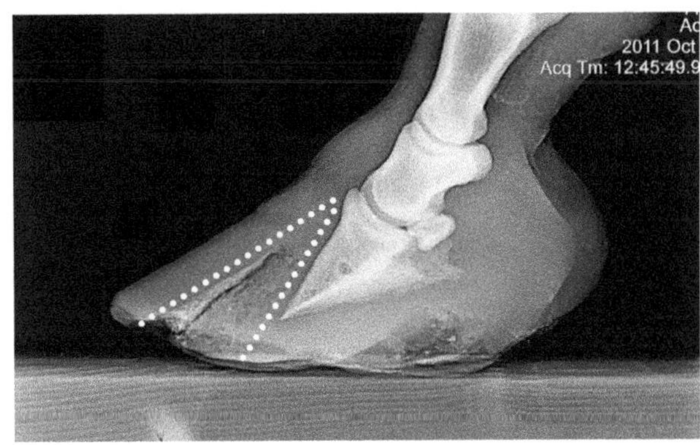

Radio montrant une rotation de l'os du pied *(photo : Myhre Equine Clinic)*

IRM

L'Imagerie par Résonance Magnétique (IRM) est une technique qui permet d'utiliser des ondes magnétiques pour obtenir des images des organes, des articulations, etc. L'IRM peut être utilisée pour visualiser le grossissement de l'hypophyse, ainsi que la compression du tissu cérébral environnant.

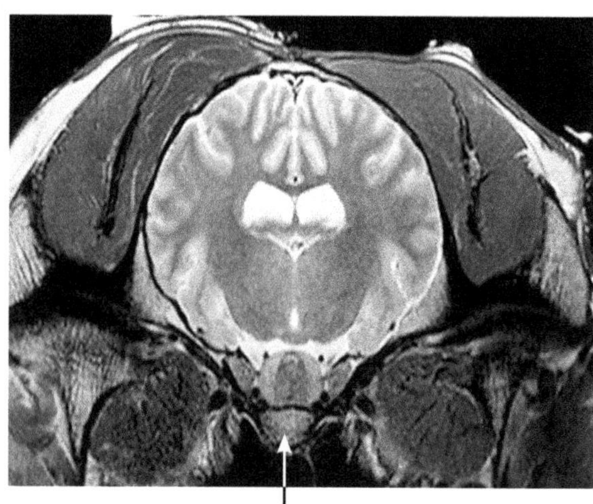

IRM montrant un grossissement de l'hypophyse
(photo : University of Veterinary Medicine Hanover)

Une IRM ne dit pas si et dans quelle mesure les anomalies trouvées ont un impact négatif. Il existe des chevaux présentant un grossissement de l'hypophyse sans signes cliniques et vice-versa.

Passer une IRM coûte cher et le cheval doit être anesthésié. Pour que votre vétérinaire veuille utiliser cet outil de diagnostic, il faut vraiment qu'il y ait une raison particulière. L'évaluation des signes cliniques associée à un ou plusieurs tests sanguins seront toujours concluants.

EXAMEN POST-MORTEM

Lors d'un examen post-mortem (ou : autopsie), on peut trouver des adénomes et un grossissement de l'hypophyse et parfois des lésions des parties environnantes du cerveau en raison de la pression exercée par l'hypophyse élargie. Chez les vieux chevaux, on trouve parfois des adénomes alors qu'il n'y avait aucun signe clinique de PPID. On peut aussi constater une augmentation du volume des glandes surrénales à l'autopsie.

L'examen post-mortem est effectué presque exclusivement dans le but d'acquérir des connaissances scientifiques sur le PPID.

EN RÉSUMÉ

Pour diagnostiquer correctement le PPID, le vétérinaire procédera à une anamnèse, à un examen clinique et à des analyses de sang. Ces dernières pour tester à la fois le PPID et le SME / dérèglement de l'insuline.

L'anamnèse est une sorte d'interrogatoire portant principalement sur les signes cliniques. L'examen clinique en approfondira les réponses. Une attention particulière sera apportée à la fourbure associée au PPID, car elle peut passer au départ inaperçue.

Plusieurs tests sanguins permettent de diagnostiquer le PPID. Le plus couramment utilisé est celui du dosage de l'ACTH qui mesure le taux de cette hormone dans le sang. L'automne est la période la plus favorable pour l'exécuter. C'est à ce moment-là qu'on observe une hausse de l'ACTH très marquée chez les chevaux atteints de PPID.

D'autres facteurs peuvent influencer le taux d'ACTH. Ils doivent être éliminés autant que possible pour obtenir un résultat de test fiable. En cas de doute, le vétérinaire peut utiliser d'autres tests, bien que ceux-ci ne soient pas encore très usuels.

Pour diagnostiquer le SME, on dispose également de différents tests dont ceux permettant de détecter un dérèglement de l'insuline.

L'imagerie et les examens post-mortem sont effectués presque exclusivement à des fins scientifiques.

TRAITEMENT

Le PPID est une maladie complexe susceptible d'affecter tout l'organisme du cheval. Traiter le PPID, c'est donc traiter l'individu dans son ensemble. Étant donné qu'on ne peut, chez le cheval, ôter chirurgicalement un adénome hypophysaire, le traitement médicamenteux est actuellement la norme. Le vétérinaire informera ses clients sur tous les aspects touchant à cette thérapie, ainsi que sur les autres soins à assurer.

Les soins consistent principalement à apporter une plus grande attention à l'entretien de l'état de santé du cheval âgé et à l'adaptation de ses conditions de vie. En tant que propriétaire, votre rôle est ici crucial. Une fois le traitement mis en route, le vétérinaire doit également suivre de près son évolution.

SME / DÉRÈGLEMENT DE L'INSULINE

Vous savez maintenant que PPID et SME / dérèglement de l'insuline (SME / DI) peuvent survenir simultanément et qu'ils ne sont pas totalement sans lien l'un avec l'autre. Mais du point de vue scientifique, ces deux maladies doivent être diagnostiquées et soignées séparément.

COMPLICATIONS

Concernant le traitement des complications et / ou des signes cliniques, il va falloir trouver l'alimentation adaptée, veiller aux soins réguliers des sabots, du poil et des dents, penser à l'administration de vermifuges et de vaccins et donner à votre cheval suffisamment de mouvement. Une organisation qui va vous demander du travail.

Constituez une bonne équipe de praticiens (vétérinaire, professionnel des soins aux sabots, dentiste, nutritionniste) qui, dans les grandes lignes, partagent la même vision. Votre cheval n'aura aucun avantage à des conseils contradictoires.

Surveillez attentivement le poids de votre cheval (voir l'encadré de la page suivante) et notez-le dans le journal mentionné à la page 28.

Pour savoir s'il y a amélioration du tableau clinique, sachez que les premiers signes évidents de réaction au traitement sont en général une atténuation de l'hypertrichose et une diminution du degré et de la gravité de la fourbure.

ÉVALUER LE POIDS CORPOREL

Vu que les chiffres sont parlants, il est pratique de connaître le poids de son cheval. Faute de pont-bascule pour un résultat exact, on peut utiliser la méthode suivante :

- Mesurer la circonférence thoracique (b) juste derrière les antérieurs
- Mesurer la longueur du corps (l) de la pointe de l'épaule à la pointe de la fesse
- Son poids sera égal à : ([circonférence thoracique au carré] x longueur du corps) sur 11 900
- Exemple : circonférence thoracique de 170 cm, longueur du corps de 210 cm
  ([170 x 170] x 210) / 11 900
  La formule laisse une marge d'erreur de 10 %
  Ce cheval pèse entre 459 et 561 kilos

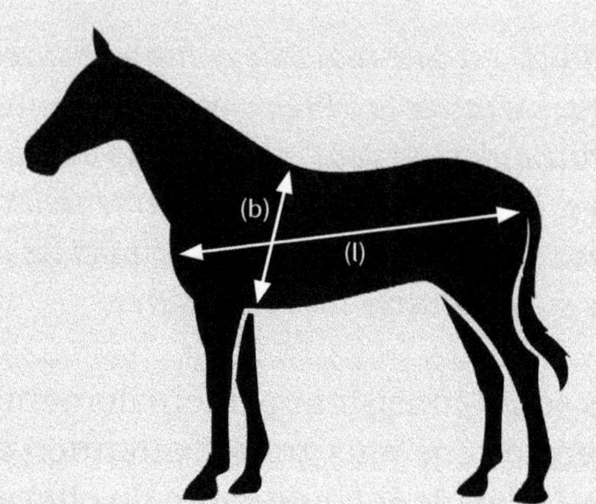

Calculer le poids avec un ruban de mesure est ce qu'il y a de moins précis. C'est une méthode où la marge d'erreur est environ de 65 kilos. Le cheval peut donc peser 65 kilos de plus ou 65 kilos de moins.

Maintenant, il faut comparer le poids du cheval avec ce qui considéré comme un poids normal pour sa race :

- Falabella : 100 – 200
- Shetland : 150 – 250
- Welsh, Exmoor, New Forest : 250 – 400
- Islandais : 300 – 450
- Arabe : 400 – 500
- Fjord, Haflinger : 450 – 600
- Selle français, KWPN, etc. : 500 – 700
- Frison, Irish : 500 – 800
- Trait : 700 et plus

Parmi les autres améliorations cliniques, citons la disparition ou la réduction de l'hyper / hypohidrose, des infections et des inflammations, de l'apathie, de l'intolérance à l'effort, de l'atrophie musculaire, du ventre pendulaire, de la polyurie, de la polydipsie et (le début de) la perte de poids souhaitée.

Mais n'oublions pas que le PPID est une maladie compliquée. Devenir instantanément un expert du PPID après le diagnostic et la mise en route du traitement est mission impossible. Par conséquent, demandez clairement à votre vétérinaire de vous guider sur la voie à suivre.

Votre cheval atteint de PPID est probablement un senior. Raison pour laquelle son état de santé doit être régulièrement contrôlé par votre vétérinaire.

MÉDICAMENTS

Le PPID ne se guérit pas, mais il existe des médicaments permettant de ralentir et parfois stopper la maladie et d'autres pouvant réduire les dommages (troubles secondaires ou complications) qui en découlent. Commençons par examiner le premier groupe de médicaments.

AGONISTES DE LA DOPAMINE

Un agoniste de la dopamine est une substance dont l'effet est similaire à celui de la dopamine. Il active les récepteurs de la dopamine dans l'hypophyse. L'administrer permet d'inhiber la production de POMC et donc la libération de mélanocortines par le lobe intermédiaire.

Plus simplement, un agoniste de la dopamine remplace la dopamine qui manque à l'organisme. L'hypophyse du cheval va alors être régulée et la production d'hormones réduite. Le PPID étant irréversible, ce remède devra être administré à vie.

Outre la diminution de certains signes cliniques, la dégradation des connexions nerveuses va également être ralentie [191] ; d'où la recommandation de ne pas attendre trop longtemps pour commencer ce traitement.

Il n'a pas encore été prouvé que les agonistes de la dopamine puissent complètement stopper la dégradation des neurones. Réparer les dommages existants est pour l'instant hors de question.

Ce type de médicament peut-il freiner le grossissement de l'hypophyse chez les chevaux atteints de PPID ? Théoriquement oui, mais on ne le sait pas encore avec certitude. Étant donné que cet aspect de la maladie est tout à fait indésirable, on devrait en tenir compte au moment d'envisager le traitement. Cependant, une étude menée en 2020 a constaté que la taille de l'hypophyse des individus atteints de PPID et traités ne différait pas de celle de ceux qui n'avaient pas été traités [228]. Il faut souligner ici que la population étudiée était réduite et que les comparaisons ont été faites après seulement six mois de médication.

Chez l'homme, il a été démontré que le traitement par des agonistes de la dopamine diminuait la taille des adénomes du lobe antérieur de l'hypophyse (prolactinomes) [49]. Ce qui ne veut pas dire qu'on puisse obtenir le même résultat avec les adénomes du lobe intermédiaire de l'hypophyse du cheval.

Pergolide

L'agoniste de la dopamine utilisé dans le cadre du PPID est le mésilate de pergolide que nous désignerons à partir de maintenant par pergolide. Le médicament est issu de la médecine humaine, où il était prescrit aux personnes atteintes de la maladie de Parkinson, un trouble du système nerveux caractérisé par un déficit en dopamine.

Mais en 2007, des complications apparues chez des patients parkinsoniens (des problèmes de valves cardiaques) ont entraîné son retrait du marché. Chez le cheval, cet effet secondaire n'a pas encore été observé.

Taux sanguins

Une baisse des taux d'ACTH, de CLIP, d'alpha-MSH et de bêta-endorphine peut être mise en évidence par des analyses de sang, 48 heures après le début du traitement [16]. Dans les deux mois suivant celui-ci, les concentrations d'ACTH reviennent aux valeurs de référence chez 30 % des chevaux. Chez près de 60 % des individus, on observera une diminution, mais qui n'ira pas au-dessous de la limite supérieure de ces valeurs. Le pergolide diminue donc l'ACTH dans la plupart des cas [95].

Chez un peu plus de 10 % des chevaux seulement, on ne constate aucun changement après deux mois. Pour ceux-ci on va, en général, décider d'augmenter progressivement la dose. Il faut aussi savoir faire preuve de patience car certains chevaux atteints de PPID ne réagissent au médicament qu'après une plus longue période.

Tableau clinique

Environ 75 % des chevaux recevant du pergolide vont présenter une amélioration clinique dans les quatre à huit semaines. On remarque notamment une diminution des problèmes de mue, de la transpiration (hyperhidrose / hypohidrose), de la polydipsie / polyurie et du ventre pendulaire. Malheureusement, et selon une étude de 2021, le pergolide ne semble pas améliorer la fonction immunitaire [89].

Même si autre étude de 2021 laisse apparaître que le pergolide n'aurait pas de véritable effet sur la fonte (atrophie) de la masse musculaire [169], une amélioration en ce domaine est néanmoins signalée par de nombreux vétérinaires et propriétaires de chevaux. Par ailleurs, la durée relativement brève de l'étude en question (12 semaines) peut avoir influencé ses résultats.

Le pergolide réduit l'hypertriglycéridémie (engraissement du sang) associée au SME. Le poids corporel s'améliore également [169]. Selon la plupart des études, le taux d'insuline ne s'améliore pas [89, 94, 247].

Les juments atteintes de PPID et souffrant de chaleurs irrégulières ou d'infertilité peuvent également tirer bénéfice de ce médicament [103, 247].

Selon une étude de 2018, on manque encore de preuves pour conclure qu'un traitement au pergolide réduirait le risque d'apparition ou de retour de la fourbure chez les chevaux atteints de PPID [57]. D'autres études font état d'une amélioration des signes cliniques de la fourbure lorsque l'on soigne au pergolide. Cependant, ces améliorations ne peuvent pas être attribuées de façon univoque à ce dernier. D'autres facteurs tels que les soins et la protection des sabots ainsi que les modifications apportées à l'alimentation, à l'hébergement et à l'exercice jouent également un rôle majeur.

Marques disponibles

Le pergolide est commercialisé e.a. sous la marque Prascend™. Il était, depuis 2012, le seul agoniste dopaminergique autorisé à être prescrit à des fins vétérinaires. Permax™ et Celance™ – médicaments prescrits en médecine humaine pour la maladie de Parkinson – ne sont plus autorisés depuis lors. En 2019, le Pergolife™ (Pergoquin™ en Belgique) est entré sur le marché. Pour le moment, il est moins cher que le Prascend™. Son action est identique à celle du Prascend™. Depuis 2021, le Pergosafe™ est arrivé en troisième option.

Dose

La posologie recommandée est de 0,002 mg (2 µg) / kilo de poids corporel une fois par jour ; ce qui correspond, pour un cheval de 500 kilos, à un comprimé d'un milligramme. Comme la demi-vie du pergolide est courte, le mieux serait d'administrer une demi-dose deux fois par jour [194]. Il y a ainsi moins de fluctuations du médicament dans le sang. Dans la mesure du possible, il faudrait toujours donner le pergolide à peu près à la même heure, ce qui permet également d'éviter les fluctuations.

Demi-vie
Le temps mis par un médicament pour diminuer de moitié dans le sang. C'est une indication de la durée d'action.

La plupart du temps, on augmente la dose à mesure que le cheval vieillit. De même si la maladie progresse. Il y a des chevaux à qui il faut jusqu'à 5 mg par jour [99].

Certains vétérinaires ne se basent pas sur la dose conseillée, mais plutôt sur l'état du cheval-même. Ils pensent que la dose correcte est celle à laquelle les niveaux d'ACTH reviennent à la normale, même s'il faut administrer des quantités supérieures au maximum spécifié par le fabricant.

Dans de nombreux cas, la dose peut être ajustée à la baisse après que le médicament ait fait effet. Cela est même recommandé pour minimiser les effets secondaires. Une décision à prendre après concertation avec le vétérinaire, quand on a constaté une diminution des signes cliniques et si les analyses sanguines montrent que le médicament semble également efficace au niveau hormonal chez le cheval.

Étant donné la demi-vie du médicament, il faut continuer à l'administrer tous les jours. Si l'on désire réduire de moitié la dose de 1 mg, il faut donner un demi-comprimé tous les jours et pas un comprimé entier tous les deux jours. Sinon, il se produira des fluctuations des taux sanguins. Il est également courant de commencer par une faible dose, puis de l'augmenter petit à petit. Là encore : consulter le vétérinaire.

Les comprimés ont une rainure qui permet de les couper en deux. Pour les doses plus faibles, il est préférable d'utiliser un coupe-comprimé. Les cachets de Pergolife™ ont deux rainures. On peut facilement les couper en quatre. Le Pergosafe™ se vend sous forme de comprimés pelliculés qu'on ne peut pas scinder, et en 0,5 mg, 1 mg ou 2 mg.

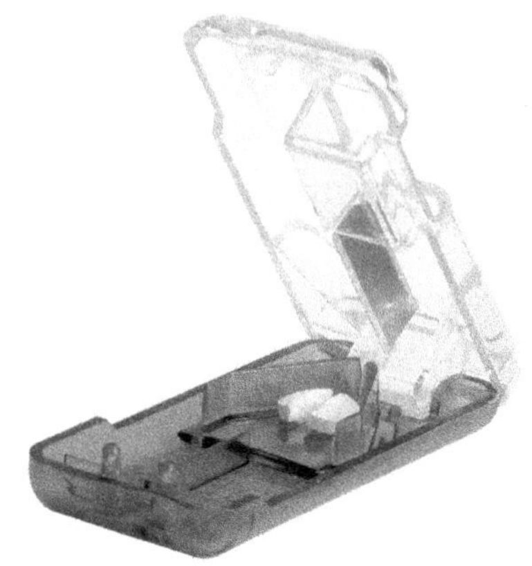

Coupe-comprimé

En Angleterre, le pergolide existe sur le marché sous forme de pâte. En France et en Belgique, cette pâte n'a pas encore été homologuée. C'est bien dommage car elle présente des avantages qui pourraient apporter beaucoup à certains chevaux. Il y a des individus auxquels il est quasiment impossible de faire avaler un comprimé. Cette pâte faciliterait sans doute les choses, notamment grâce à son goût qui est plus agréable que celui des cachets. En outre, l'injecteur peut doser des quantités de 0,2 mg. ce qui permet d'éviter l'apparition d'effets secondaires ou de les maintenir dans des limites acceptables. Il donne aussi la possibilité d'administrer la moitié de la dose deux fois par jour. Pour les poneys légers et de petite taille, pouvoir administrer des doses plus précises serait bien pratique.

Pendant l'augmentation saisonnière de l'ACTH, il est conseillé de hausser la dose [193]. Cela permet d'éviter que des signes cliniques qui avaient disparu ne réapparaissent. À partir de la mi-novembre, le cheval peut alors être remis à sa dose habituelle. Certains chevaux souffrent si peu de leur PPID qu'ils n'ont besoin de médicaments que pendant l'augmentation saisonnière.

Les comprimés peuvent être conservés pendant deux ans sans perdre de leur efficacité. Si vous les rachetez à un autre propriétaire, vérifiez la date.

Ajustements de la posologie

Un mois après le début du traitement, les analyses de sang et les examens cliniques doivent être refaits pour voir si la posologie doit être ajustée à la hausse ou à la baisse. L'augmentation de la dose se fait par paliers de 0,5 mg toutes les deux à quatre semaines.

Le tableau ci-dessous montre comment réagir à différentes configurations en fonction des taux sanguins et des modifications du tableau clinique.

	STABILISATION OU AMÉLIORATION DU TABLEAU CLINIQUE	AUCUNE STABILISATION OU AMÉLIORATION DU TABLEAU CLINIQUE
DE MEILLEURS RÉSULTATS D'ANALYSE SANGUINE	Effectuer une prise de sang et un examen clinique tous les trois à six mois pour voir s'il est possible de réduire la dose. L'un de ces examens au moins, doit avoir lieu en automne, lors de l'augmentation saisonnière.	Si des troubles secondaires apparaissent, comme fourbure, infections ou perte de poids, il faut d'abord voir s'il n'y a pas moyen d'y remédier plutôt que d'augmenter la dose.
PAS DE MEILLEURS RÉSULTATS D'ANALYSE SANGUINE	Certains vétérinaires voudront augmenter la dose pour prévenir le grossissement de l'hypophyse. D'autres préféreront conserver la même dose pour éviter les effets secondaires.	La dose est augmentée et éventuellement complétée par de la cyproheptadine (voir page 105). Pour cela, il est préférable d'attendre au moins deux mois après la mise en route du traitement.

Il y a des propriétaires qui trouvent le tableau clinique plus important que les analyses sanguines. Ils oublient cependant que s'ils voient une amélioration, elle ne concerne que des signes cliniques facilement observables, comme la mue, la consommation d'eau, la fréquence des urines et la transpiration. Par contre, le risque élevé de fourbure et d'infections reste invisible jusqu'au moment où il est trop tard.

Comment l'administrer

Pour certains chevaux, la pilule est trop amère au sens propre du terme. Vous pouvez essayer ces quelques astuces pour qu'ils avalent quand même leur médicament :

- Faire une petite boule de pâtée avec sa nourriture, y dissimuler le comprimé et déposer le tout au centre de sa mangeoire. Assurez-vous qu'il mange vraiment tout et qu'il ne laisse pas tomber le cachet dans sa gamelle. Vous ne voudriez pas qu'un autre cheval ingère accidentellement ce médicament.
- Faites une petite fente dans une carotte pour y enfoncer le cachet.
- Mettez-lui le cachet au fond de la joue ou derrière la langue.
- Dissoudre le cachet dans de l'eau, puis l'administrer à l'aide d'une seringue sans aiguille comme vous le faites avec un vermifuge.

Procédez ainsi :

- Ôtez le piston et mettez le médicament dans la seringue. Vous pouvez écraser le cachet au préalable à l'aide d'un mortier propre.
- Bloquez la petite extrémité de la seringue avec votre doigt.
- Ajoutez de l'eau (environ 50 ml) et remettez le piston dans la seringue. Agitez bien jusqu'à ce que le médicament soit complètement dissous dans l'eau.
- Passez un licol à votre cheval. Insérez la seringue sur le côté, entre les lèvres et injectez le contenu derrière la langue.
- Tenez sa tête en hauteur jusqu'à ce qu'il ait avalé l'eau.
- S'il ne veut pas avaler, frottez votre pouce sur le côté de sa langue. La plupart des chevaux ont alors un réflexe de déglutition.

Portez des gants jetables lorsque vous manipulez le comprimé ou lavez-vous les mains après l'avoir administré. Surtout si vous cassez ou écrasez les cachets (ce que vous ne devez d'ailleurs pas faire selon la notice), vous pouvez avoir les yeux irrités ou des maux de tête.

Rapidité d'action

Si le médicament fonctionne bien, on constate une amélioration dans les quatre à huit semaines. Le cheval devient plus vif et moins apathique.

Il retrouve le goût au travail. Il boit et urine moins. Les problèmes de transpiration diminuent. Le taux d'ACTH diminue, tout en restant parfois trop élevé. Les taux de glucose et d'insuline peuvent également s'améliorer, bien que la plupart des études indiquent qu'il ne faut pas s'attendre à un effet sur les taux d'insuline.

Il est intéressant de noter qu'une étude de terrain réalisée en 2002 a montré une amélioration clinique plus importante que l'amélioration des valeurs sanguines [247]. 80 % des propriétaires de chevaux ont signalé une amélioration des signes cliniques contre 30 % une amélioration des valeurs sanguines.

Dans les mois qui suivent (en gros la première année), on constate une amélioration de la mue. Mais avant de pouvoir dire quoi que ce soit de significatif sur ce fait, il faut attendre le printemps.

La musculature du dos s'améliore. Le ventre pendulaire diminue, contrairement aux résultats des études susmentionnées qui prétendent le contraire [169]. Le cheval souffre moins d'inflammations récurrentes et d'abcès. La fourbure devient moins sévère ou se produit moins fréquemment, bien que l'étude de 2018 avance que l'on manque encore de preuves scientifiques convaincantes pour étayer ces dires [120].

Si, pour une raison ou une autre, votre cheval ne reçoit pas sa dose quotidienne de pergolide, les niveaux d'ACTH recommenceront à augmenter après environ 48 heures. La détérioration des signes cliniques est beaucoup moins rapide [222].

Effets secondaires

Les propriétaires de chevaux sont plutôt satisfaits des effets du pergolide, nous dit une étude datant de 2012 ; et une autre, menée 2019, conclut que le médicament est généralement bien toléré. Malgré tout, on connaît certains effets secondaires qu'il ne faut pas sous-estimer [51, 193]. Savoir dans quelle mesure tenir compte des effets secondaires du pergolide lorsqu'il s'agit de décider de son administration, est une question qui fait l'objet de nombreux débats parmi les propriétaires de chevaux et à laquelle il n'y a pas de réponse simple. Le fait est qu'il s'agit d'une pathologie progressive et irréversible. Sans ce médicament, la maladie va presque certainement s'aggraver. Cependant, chez certains chevaux, les effets secondaires sont si lourds qu'ils en deviennent insupportables. Il faut parfois soupeser le pour et le contre entre qualité de vie et espérance de vie.

Le pergolide peut être administré à des juments pleines, bien qu'il existe un risque de gestation prolongée ou de décollement du placenta [80]. Un mois avant le poulinage, la dose doit être diminuée pour éviter une baisse de la production de lait. Si celle-ci est bonne, tant en quantité qu'en qualité, la médication peut être progressivement reprise un mois après la naissance.

Les études n'ont pas encore fourni suffisamment de données pour que l'on puisse se prononcer sur d'éventuels effets secondaires à long terme, mais celles au cours desquelles les chevaux ont été suivis pendant une période supérieure à cinq ans ne les ont pas signalés [131, 168].

Voile de pergolide

Malgré la posologie conseillée, le pergolide reste difficile à bien doser. Une dose peut s'avérer trop importante, entraînant un excès de dopamine synthétique. Chez un cheval sur trois, on constate alors une perte de l'appétit (anorexie) ou des signes d'apathie dès le début du traitement ou au moment d'une augmentation de la dose habituelle. C'est ce qu'on appelle le « voile de pergolide ».

En ce cas, il faut arrêter le médicament pendant deux ou trois jours puis reprendre avec une demi-dose et augmenter petit à petit. Ne le faites qu'après avoir consulté votre vétérinaire.

La diminution de l'appétit est souvent transitoire et disparaît généralement en six semaines. Heureusement, chez la plupart des chevaux elle n'est pas constante et, à certains moments de la journée, ils voudront manger. L'apathie reste par contre un problème chez certains, même lorsque l'appétit revient. Elle est souvent ce qui motive l'arrêt du traitement.

Modification du comportement

La notice d'utilisation ne mentionne pas l'agressivité en tant qu'effet secondaire. Néanmoins, elle est parfois observée par certains propriétaires de chevaux. L'explication supposée de ce phénomène est que, comme prévu, le pergolide provoque une diminution de la POMC et donc de la bêta-endorphine. Étant donné que la bêta-endorphine est une substance propre à l'organisme dont l'effet est similaire à celui de l'opium, analgésique et anti-inflammatoire, une diminution de celle-ci pourrait conduire à ce que le cheval ressente plus fortement la douleur provoquée par les complications du PPID et réagisse alors de manière agressive.

Les fluctuations hormonales peuvent entraîner une certaine agitation, un comportement nerveux et une plus grande activité.

Diarrhée

Environ un cheval sur trois va avoir de la diarrhée. On agit alors comme pour le voile de pergolide en arrêtant pendant quelques jours d'administrer le médicament avant de reprendre à partir d'une dose plus faible et en augmentant la dose petit à petit.

Colique

Certains chevaux montrent de légers signes de colique qui généralement disparaissent tout seuls.

Interaction avec d'autres remèdes

L'acépromazine est un médicament aux effets vasodilatateurs et hypotenseurs. Elle est parfois prescrite en cas de fourbure. Il ne faut pas en donner aux chevaux atteints de PPID et traités au pergolide étant donné que celui-ci est un agoniste de la dopamine et l'acépromazine un antagoniste de la dopamine. Ces médicaments agissent l'un contre l'autre.

Les juments qui viennent de pouliner reçoivent parfois de la dompéridone pour déclencher la montée de lait si celle-ci ne se produit pas naturellement. Ce médicament est un antagoniste de la dopamine et inhibe donc la dopamine. En conséquence, il augmente la production d'ACTH du lobe intermédiaire de l'hypophyse. La notice du Prascend™ mentionne que la dompéridone peut diminuer l'effet du pergolide.

Bromocriptine

L'utilisation de l'agoniste dopaminergique bromocriptine (commercialisé sous le nom de Parlodel™) n'est pas recommandée en raison de ses effets secondaires. On mentionne, entre autres, l'anorexie. De plus, lorsqu'il est administré par voie orale, il est moins bien assimilé que le pergolide.

Le bromocriptine peut réduire la sensibilité à l'insuline, c'est ce qui ressort de recherches récentes [76]. Étant donné qu'une grande partie des chevaux atteints de PPID présentent également un SME / dérèglement de l'insuline, c'est un facteur à prendre en compte.

Antagonistes de la sérotonine

Un antagoniste de la sérotonine est une substance qui limite le fonctionnement des récepteurs de la sérotonine, rendant ainsi l'organisme moins sensible à cette dernière. Chez les rats, il a été démontré que la sérotonine stimule la libération d'ACTH dans le lobe intermédiaire de l'hypophyse et que l'utilisation de cyproheptadine peut réprimer cette libération [46].

> **Sérotonine**
> Hormone et neurotransmetteur qui affecte, entre autres, le cycle du sommeil, l'activité sexuelle et l'appétit. Elle joue également un rôle dans le contrôle de la douleur.

Cyproheptadine

La cyproheptadine est un antagoniste de la sérotonine. Elle a été l'un des premiers médicaments utilisés dans la lutte contre le PPID. Le vétérinaire peut la prescrire si la dose maximale de pergolide ne suffit pas à supprimer les signes cliniques. Elle est commercialisée sous le nom de Périactine™.

Des études montrent qu'en termes d'amélioration des signes cliniques, l'efficacité de la cyproheptadine n'est pas supérieure à celle de l'adaptation des conditions de vie.

On affirme parfois que la cyproheptadine et le pergolide renforcent mutuellement leurs effets. Aucune recherche sérieuse ne prouve cette affirmation.

Dans l'étude de terrain mentionnée, réalisée en 2002, 85 % des propriétaires dont les chevaux étaient traités au pergolide ont signalé une amélioration du tableau clinique, contre seulement 28 % des propriétaires dont les chevaux étaient traités à la cyproheptadine [247].

Effets secondaires

La cyproheptadine peut rendre les chevaux engourdis et somnolents. On a établi que chez les souris, elle augmentait la sensibilité aux crises d'épilepsie [216]. Chez les chevaux atteints de PPID et souffrant de ce problème neurologique, le médicament est donc moins fréquemment prescrit. Enfin, une ataxie (trouble de la coordination des mouvements) apparaît chez certains individus traités à la cyproheptadine. Comme il s'agit également d'une complication possible chez les chevaux atteints de PPID à un stade avancé, la prudence est de mise.

Inhibiteurs enzymatiques

Trilostane

Un grossissement des surrénales (hyperplasie et hypertrophie des glandes surrénales) peut se produire chez les chevaux à un stade avancé de PPID. Cela provoque une hausse de la production de cortisol (hypercortisolémie). Pour freiner ce processus, on peut prescrire du trilostane qui inhibe l'action de l'enzyme responsable de la production de cortisol à partir du cholestérol.

Son utilisation va réduire plus particulièrement la polyurie et la polydipsie. On constate aussi de bons résultats en ce qui concerne la fourbure. L'apathie diminue également [96].

Le trilostane peut amoindrir les défenses naturelles du cheval. Comme les chevaux atteints de PPID doivent souvent faire face à des perturbations du système immunitaire, le vétérinaire prescrira ce médicament avec la plus grande prudence.

Il est commercialisé pour les chiens sous le nom Vetoryl™, mais peut être utilisé pour les chevaux.

Sélégiline

Les agonistes de la dopamine sont parfois administrés en association avec des inhibiteurs d'enzymes synthétiques qui ralentissent la dégradation de la dopamine. Ils prolongent ainsi l'effet de la dopamine présente. Ils sont parfois utilisés pour retarder l'utilisation du pergolide pendant un certain temps. Ces médicaments réduisent quelque peu les signes cliniques, mais ne résolvent pas le problème. La sélégiline est l'un d'entre eux.

MÉDICAMENTS POUR LES TROUBLES SECONDAIRES

Comme vous avez pu le lire en détail au chapitre « Description », les chevaux atteints de PPID sont souvent touchés par toute une gamme de troubles secondaires (complications). Examinons maintenant quelques médicaments susceptibles d'être utilisés pour les soigner.

ANTIBIOTIQUES

Les infections secondaires mentionnées à la page 36 nécessitent souvent un traitement par antibiotiques. Une intervention rapide et radicale est conseillée car, chez les individus atteints de PPID, même des infections mineures peuvent rapidement dégénérer.

Les antibiotiques sont souvent prescrits en cas de fourbure pour réduire l'inflammation des lamelles dermiques (voir page 51). Il s'agit pourtant d'une inflammation stérile. En d'autres termes, une inflammation sans bactéries. L'utilisation d'antibiotiques est alors plutôt inutile. En revanche, dans le cas d'une perforation de la sole accompagnée d'une infection, il faut faire appel aux antibiotiques.

ANALGÉSIQUES ET ANTI-INFLAMMATOIRES

La plupart des analgésiques sont également anti-inflammatoires. Ce sont des AINS (Anti-Inflammatoires Non Stéroïdiens). Les plus couramment prescrits sont la phénylbutazone (« bute » ou Equipalazone™), la flunixine (Banamine™) et le kétoprofène (Dinalgen™). Il s'agit d'AINS dits non sélectifs.

Les complications possibles de la surconsommation de ces types d'AINS sont les ulcères d'estomac, les inflammations intestinales, les problèmes de foie et de reins, la rétention d'eau et les problèmes de coagulation du sang. Les ulcères de l'estomac peuvent être évités grâce à des médicaments qui protègent la paroi de l'estomac.

Il existe une nouvelle génération d'AINS sélectifs qui provoquent moins d'effets secondaires. Il s'agit de la suxibuzone (Danilon™) et du firocoxib (Equioxx™). Les problèmes d'estomac sont moins fréquents lorsqu'on les utilise.

L'un des inconvénients de tout type d'analgésique est que, le cheval ressentant moins de douleur, il va bouger plus ou différemment que ce qui lui serait bénéfique. Dans le cas de la fourbure, cela n'est pas pratique. La connexion lamellaire est déjà abîmée et risque de s'endommager d'avantage par surcharge.

Mais d'un autre côté, la douleur provoque une hausse du taux d'ACTH. De plus, l'analgésique, en soulageant les pics de douleur peut faire en sorte que le cheval atteint de fourbure va oser bouger un peu, ce qui sera bénéfique pour la circulation du sang dans les sabots. Chez le cheval atteint à la fois de PPID et SME / DI, le mouvement augmentera la sensibilité à l'insuline et contribuera à la perte de poids.

N'oubliez pas que les AINS ne guérissent rien. Trop se concentrer sur la douleur et sa suppression peut détourner l'attention de ce qui cause cette douleur. L'inflammation n'est pas non plus une maladie, mais une réaction de l'organisme.

Bien sûr, il faut toujours rechercher l'équilibre entre ce qui est « humain » et ce qui est « bénéfique » pour le cheval. Le choix est difficile, mais il est impossible d'y échapper. Utiliser des analgésiques n'est pas nécessairement bon ou mauvais. Il n'existe pas de solution unique. Discutez-en bien avec votre vétérinaire.

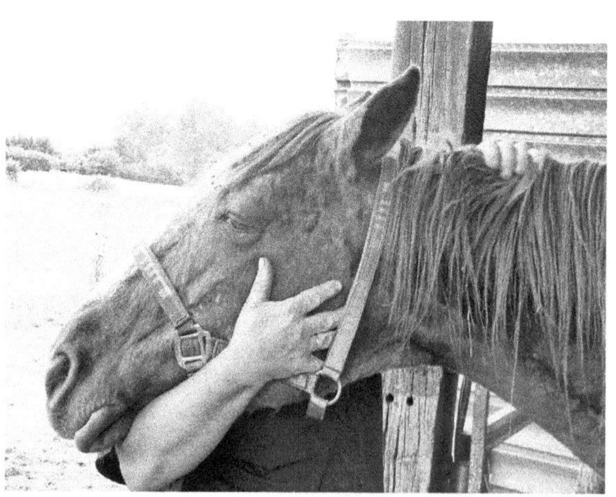

Une douleur supérieure à tout ce qu'un cheval peut endurer

Anticoagulants

En cas de fourbure, le vétérinaire peut prescrire un anticoagulant pour dissoudre les caillots sanguins. Ces caillots peuvent être dus à des problèmes digestifs, à des changements alimentaires soudains ou à des toxines dans le sang. Trois problèmes qui ne sont pas directement liés au PPID.

Corticostéroïdes

Les corticostéroïdes médicamenteux sont des versions synthétiques du cortisol. On les utilise pour lutter contre les inflammations et les infections. Comme le cortisol, ils entraînent une hausse de la glycémie car les corticostéroïdes réduisent la sensibilité à l'insuline. Un traitement de longue durée peut à son tour provoquer ou contribuer à une résistance à l'insuline.

Les corticostéroïdes ont également un effet vasoconstricteur et ils peuvent affaiblir la membrane basale (voir page 51). C'est indésirable chez un cheval atteint de fourbure.

Antidiabétiques

Alors que la nature irréversible du PPID justifie facilement l'utilisation de médicaments, c'est beaucoup moins le cas en ce qui concerne l'insulinorésistance. On court le risque de considérer le traitement comme une alternative plus simple à appliquer que l'amélioration des conditions de vie en termes de nutrition, d'hébergement et de mouvement.

Si vous êtes sûr d'avoir fait le maximum et que vous ne parvenez toujours pas à contrôler la résistance à l'insuline, par exemple parce que votre cheval souffre trop pour bouger davantage, vous pouvez alors faire appel à ce type de médicament.

Des substances utilisées en médecine humaine dans le traitement du diabète de type 2 sont également efficaces chez les chevaux insulinorésistants. Il s'agit de la metformine et de la pioglitazone.

La metformine inhibe la formation du glucose à partir des protéines et des graisses dans le foie. Elle favorise également l'assimilation du glucose par les cellules musculaires. Le médicament inhibe l'absorption du glucose dans l'intestin grêle. Ces effets se traduisent par une meilleure régulation de la glycémie, ce qui a un effet bénéfique à la fois sur la sensibilité de l'organisme à l'insuline et sur le poids du cheval.

Cependant, une étude de 2011 n'a constaté aucun effet positif mesurable sur la sensibilité à l'insuline chez les poneys présentant une résistance à l'insuline [73]. Il faut souligner que l'échantillon était réduit et que les poneys n'étaient pas en surpoids.

La metformine est mal absorbée par l'organisme des équidés. Ce qui peut expliquer l'échec de l'amélioration de la sensibilité à l'insuline [192].

La pioglitazone est un autre médicament qui augmente la sensibilité à l'insuline et qui a été testé chez les chevaux [88]. Les résultats des études scientifiques laissent encore beaucoup à désirer. De plus, le médicament semble être cancérigène.

Hormones thyroïdiennes

La lévothyroxine est une hormone thyroïdienne synthétique qui, lorsqu'elle est administrée à fortes doses, augmente la fonction thyroïdienne. Cela accélère le métabolisme, ce qui entraîne une perte de poids [87]. Des études montrent que la sensibilité à l'insuline augmente également [90].

Contrairement à ce que l'on croyait dans le passé, une fonction thyroïdienne déficiente ne joue aucun rôle dans le SME [114].

Il ne fait aucun doute que les modifications du régime alimentaire et l'exercice physique sont de loin les meilleurs moyens de lutter contre l'obésité. Néanmoins, il y a des cas où le recours à ce médicament a droit au chapitre. Un individu atteint de PPID qui a besoin de perdre du poids, mais qui ne peut pas bouger à cause de la douleur, pourrait utiliser ce remède comme une passerelle.

AUTRES MÉDICAMENTS

Dans la lutte contre la fourbure, le vétérinaire peut également utiliser des médicaments bloquant les nerfs, dilatant les vaisseaux sanguins, abaissant la pression artérielle ou des antihistaminiques. Il n'entre pas dans le cadre de cet ouvrage d'en discuter.

PHYTOTHÉRAPIE

La phytothérapie est un traitement à base de plantes. Notez que celles-ci ne sont pas nécessairement moins dangereuses que les médicaments chimiques. De plus, en phytothérapie, bien doser est plus compliqué car il est difficile d'évaluer avec certitude le taux et l'activité biologique de la substance active d'une plante. Un autre point à prendre en considération est que la substance active ne peut pas être administrée de manière isolée. Une plante contient toujours d'autres composants que vous donnez en même temps, que vous le vouliez ou non. Des interactions avec les médicaments que votre cheval reçoit sont possibles. Ne vous lancez donc pas à l'aveuglette dans une thérapie à base de plantes et d'herbes médicinales, mais demandez conseil à votre vétérinaire ou à un phytothérapeute.

Plusieurs compléments phytothérapeutiques revendiquent une amélioration de la sensibilité à l'insuline, une réduction des taux d'ACTH, une activité antioxydante ou d'autres avantages thérapeutiques pour les chevaux atteints de PPID. Mais, dans ce contexte, il y a peu de preuves scientifiques décisives et solides de leur efficacité. Dans l'attente d'études aux conclusions convaincantes, vous pouvez toujours utiliser la plupart d'entre eux après avoir consulté un phytothérapeute. En général, ces produits sont relativement inoffensifs et les substances actives sont rapidement éliminées par l'organisme. Si vous comptez sur eux pour remplacer le pergolide afin de faire baisser les taux d'ACTH, vous risquez que le traitement de votre cheval soit insuffisant, ce qui n'est pas conseillé.

D'un autre côté, absence de preuves n'est pas obligatoirement synonyme d'absence d'efficacité. En effet, les pharmacologues ne sont pas toujours pressés d'étudier les vertus de plantes s'il n'y a pas, à la clé, possibilité d'obtenir un brevet. Et le financement de la recherche fera souvent défaut. Ils préfèrent en isoler le principe actif pour le vendre ensuite sous forme de cachet ou de poudre. Si des études sont tout de même menées, leurs résultats peuvent être déformés de nombreuses façons. Le contexte de ce livre ne permet cependant pas d'approfondir ce sujet.

En résumé, gardez une attitude saine et critique vis-à-vis de tout remède administré à votre cheval. Renseignez-vous, demandez l'avis aussi bien de ceux qui sont pour que de ceux qui sont contre. Adressez-vous de préférence à des professionnels.

Après cette longue digression, passons en revue quelques remèdes phytothérapeutiques couramment utilisé.

GATTILIER

Il y a de quoi lire sur le gattilier (aussi appelé poivre des moines, agneau chaste ou vitex agnus castus) en tant que plante pour soigner le PPID. Il contient des ingrédients actifs qui seraient capables d'imiter certains effets dopaminergiques du pergolide. Les études scientifiques se contredisent en ce qui concerne son efficacité. Selon certaines, il aurait des effets positifs sur la mue, la transpiration (hyperhidrose / hypohidrose) et la polyurie / polydipsie [92]. Elles mentionnent également une diminution de l'adiposité et de l'apathie [249]. Selon d'autres, par contre, ces effets positifs n'existeraient pas. Dans l'une d'entre elle, on aurait même constaté une aggravation des signes cliniques chez presque tous les chevaux étudiés [36].

Dans toutes les études mentionnant des effets positifs, ceux-ci ont été principalement observés au cours de la phase précoce du PPID. Chez les chevaux à un stade avancé, le gattilier ne sert probablement plus à rien.

Une étude sur des rats a montré qu'une dose élevée de gattilier avait un effet inhibiteur sur la production de prolactine hypophysaire [8]. A la page 38 sous « Production de lait anormale » vous avez pu lire que cette hormone était produite par le lobe antérieur et qu'il y aurait un lien entre le PPID et le dérèglement du lobe antérieur.

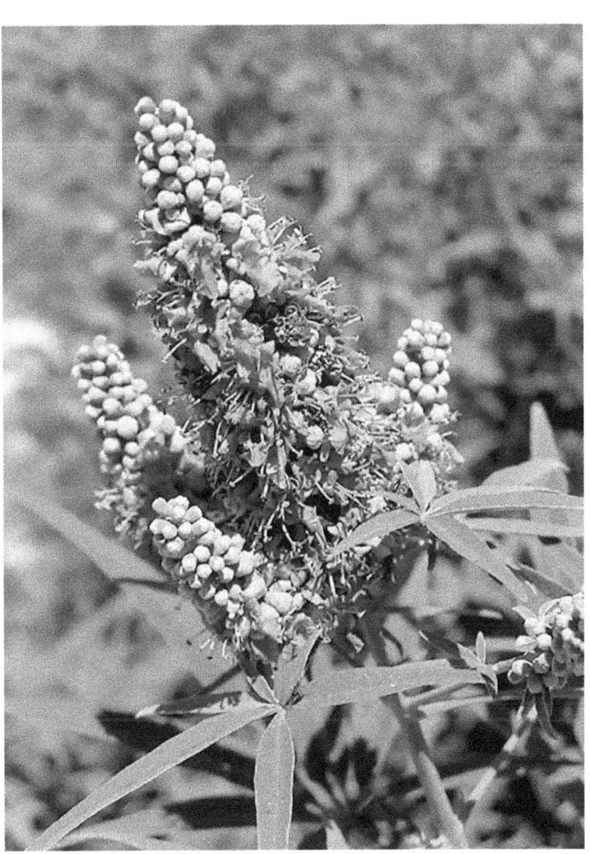

Gattilier
(photo : Jiří Novák)

Le gattilier n'a pas d'effet avéré sur les taux sanguins d'ACTH des chevaux atteints de PPID [35]. Dans une étude (non publiée) 12 chevaux sur 25 ont vu leurs taux d'ACTH diminuer. Chez neuf autres, l'ACTH a en fait augmenté [165]. Un risque moindre de fourbure n'a, jusqu'ici, pas non plus été établi de manière concluante.

Pourquoi le gattilier n'a-t-il pas l'effet tant souhaité sur le lobe intermédiaire de l'hypophyse ? D'après nos connaissances sur l'action dopaminergique de sa substance active sur le lobe antérieur de l'hypophyse, on s'y attendrait pourtant. Il se pourrait que les cellules nerveuses du lobe intermédiaire soient moins sensibles à cette substance que celles du lobe antérieur, mais cela n'a pas encore été démontré.

Concernant le lobe antérieur, nous savons, en médecine humaine, que le gattilier, à faible dose, freine sa production de dopamine (!) alors qu'à forte dose, ce n'est pas le cas [75]. Nous ne savons pas encore si cela se produit aussi chez les chevaux et si cet effet hautement indésirable pour les individus atteints de PPID a également lieu dans le lobe intermédiaire de l'hypophyse.

Le gattilier n'est donc pas une alternative sérieuse au pergolide. En raison des expériences positives rapportées par les propriétaires de chevaux, il peut être intéressant de l'utiliser comme phytothérapie de soutien. Si vous l'utilisez à la place du pergolide, vous prenez un risque réel de ne pas donner à votre cheval le traitement dont il a besoin.

On en sait encore moins sur l'utilisation combinée du gattilier et du pergolide, donc si cela est bon, neutre ou mauvais pour le cheval. En ce qui concerne la maladie de Parkinson chez l'homme, l'association du gattilier et d'un agoniste de la dopamine est déconseillée. Pour plus de sécurité, prévenez toujours votre vétérinaire si vous souhaitez donner à la fois du gattilier et du pergolide. Surveillez de près, et en même temps, les valeurs sanguines et l'évolution du tableau clinique.

Si une étude allemande a effectivement constaté une plus forte amélioration des problèmes de mue en combinant la plante et le comprimé, les niveaux d'ACTH étaient plus élevés dans ce cas que lors de l'utilisation du pergolide seul ou du gattilier seul [249]. Cela pourrait être dû au fait que les deux substances agissent sur les mêmes récepteurs et interfèrent l'une avec l'autre.

Il faut avouer qu'il existe trop peu d'études sur ce sujet. Les quelques rares recherches effectuées l'ont été principalement sur des rats et elles ont constaté des effets sur les hormones produites par le lobe antérieur de l'hypophyse. Ce qui ne nous est pas très utile dans le contexte du PPID.

Les améliorations des signes cliniques pourraient bien résulter d'un effet indirect du gattilier sur l'ACTH, autre que celui auquel on s'attendait en premier lieu. Le stress diminuant, il se produit une baisse de la production d'ACTH par le lobe antérieur. En outre, le gattilier a une action analgésique [10]. Ainsi, la plante pourrait éventuellement, et par une voie détournée, permettre d'obtenir de meilleurs taux sanguins. Il serait alors tentant d'ajuster le dosage du pergolide à la baisse à partir de ce résultat. Mais n'oublions pas que l'ACTH dont on observe une diminution provient du lobe antérieur de l'hypophyse. Réduire la dose de pergolide, par contre, va amoindrir l'action du médicament sur la production du lobe intermédiaire, sur le grossissement de l'hypophyse et la formation d'adénomes.

Si vous ne commencez à donner du pergolide que lorsque vous ne parvenez plus à juguler les signes cliniques avec seulement du gattilier, il vous faudra sans doute administrer une dose plus élevée et les taux d'ACTH mettront plus de temps à redescendre.

CURCUMA

Le curcuma (appelé aussi safran des indes) est une poudre obtenue à partir de la racine de la plante du même nom. Le curcuma contient entre 2 et 5 % de curcumine. Cette substance a notamment des effets anti-inflammatoires chez les rats et les humains et elle est un antioxydant [82]. Elle existe également sous forme d'huile et de teinture-mère.

> **ANTIOXYDANT**
> Substance qui retarde ou prévient l'oxydation des cellules par les radicaux libres.

On le donne souvent aux chevaux souffrant de SME / dérèglement de l'insuline car la curcumine augmente la production d'adiponectine [64]. En ce qui concerne les améliorations liées à la réduction de la glycémie et à la résistance à l'insuline, les sources scientifiques se contredisent [82, 81]. En outre, les études ont été menées principalement sur des rats et des humains.

On a pu montrer que, chez le rat, la curcumine a un effet inhibiteur sur le grossissement des cellules du lobe antérieur de l'hypophyse et sur la production d'hormones dans cette partie de l'hypophyse [43]. Espérons que des recherches futures montreront que cela s'applique également au lobe intermédiaire de l'hypophyse chez les chevaux.

La curcumine est mal absorbée par l'intestin grêle et sa biodisponibilité semble être limitée en raison de sa dégradation rapide dans le foie. La pipérine, substance présente dans le poivre noir, est connue pour augmenter la biodisponibilité de la curcumine chez l'homme. On ne sait pas vraiment si c'est le cas chez les chevaux.

Malgré le côté un peu négatif de tout cela, la littérature scientifique a plutôt tendance à être positive et porteuse d'espoir : le curcuma pourrait être un bon outil thérapeutique.

MUCUNA PRURIENS

Le mucuna pruriens (également appelé pois mascate) contient des substances susceptibles d'avoir un effet protecteur sur le système nerveux et permettant d'augmenter les niveaux de dopamine chez l'homme, en particulier chez les personnes atteintes de la maladie de Parkinson [176]. Chez les chevaux atteints de PPID, rien de tout cela n'a encore été démontré.

GINKGO BILOBA, ORIGAN

Certaines études montrent que le ginkgo biloba (appelé aussi noyer japonais) donné en complément, augmente à long terme les niveaux de dopamine chez les rats. Tout comme l'origan chez les souris. Mais un cheval n'est pas un rongeur. Nous rejoignons donc la conclusion de nombreux articles scientifiques : des études supplémentaires sont nécessaires avant de pouvoir affirmer que ces compléments sont susceptibles de remédier à la carence en dopamine chez les chevaux atteints de PPID.

ANTIOXYDANTS

Certaines plantes peuvent avoir un effet antioxydant, comme la cannelle, le gingembre, le chardon-Marie, l'ail, l'échinacée, le yucca, ainsi que le curcuma et le ginkgo biloba évoqués plus haut. Vous les trouverez souvent sur la liste des ingrédients de produits phytothérapeutiques proposés dans le commerce pour les chevaux atteints de PPID.

PSYLLIUM

Des études montrent que les chevaux à qui l'on donne du psyllium (appelé aussi ispaghul, herbe à puces ou plantain des Indes) en complément alimentaire pendant 60 jours, avaient des taux moyens de glycémie et d'insuline plus bas et que leurs pics de glycémie et d'insuline après la consommation d'aliments sucrés étaient plus faibles [220]. En raison de cet effet, les chevaux atteints de PPID et de résistance à l'insuline pourraient bénéficier d'un complément en psyllium, donné préventivement. Pour plus d'exactitude, il faut souligner que ces études ont été menées sur des chevaux sains, c'est-à-dire sans résistance à l'insuline.

CANNELLE

La cannelle, même à faible dose, semble avoir un effet bénéfique sur la glycémie des personnes atteintes de diabète de type 2 [162]. Jusqu'ici, peu d'études ont été menées sur son efficacité chez les chevaux présentant une résistance à l'insuline. Dans une étude de 2011, aucune augmentation significative de la sensibilité à l'insuline n'a été observée [159].

FENUGREC

Les graines du fenugrec contiennent un acide aminé, la 4-hydroxyleucine, qui stimule la production d'insuline et augmente la sensibilité à cette hormone. L'absorption du glucose est également réduite par le fenugrec. En outre, les substances actives de la plante ont des propriétés anti-inflammatoires [2].

CHARDON-MARIE

De nombreux mélanges de plantes, prêts à l'emploi et destinés aux chevaux atteints de PPID, comportent des graines de chardon-Marie (aussi appelé chardon argenté). Elles contiennent de la silymarine, un ensemble de substances dont la silibinine est le composé principal. Chez la souris, cette substance réduit la production d'ACTH par le lobe antérieur de l'hypophyse, ce qui par voie de conséquence diminue la production de cortisol par les glandes surrénales [42]. Si tel est le cas chez les chevaux, ce serait salutaire pour les individus atteints de PPID et présentant une hypercortisolémie. Par ailleurs, la silymarine a des vertus antioxydantes.

SAULE

Vous pouvez proposer des branches de saule comme antidouleur. Le saule à trois étamines et le saule blanc en particulier contiennent beaucoup de salicine, un analgésique naturel. Le cheval peut en ronger l'écorce en fonction de ses besoins. La salicine n'étant pas bonne pour l'estomac, il ne faut pas en donner trop.

HARPAGOPHYTUM

L'harpagophytum (appelé aussi griffe du diable) est une alternative végétale aux AINS. Les données de recherche existantes ne peuvent pas exclure d'éventuels effets indésirables de ce remède sur le système digestif. Il ne faut pas en donner à une jument en gestation car elle peut provoquer une fausse-couche.

ANTI-INFLAMMATOIRES

Le saule blanc, la reine des prés, l'aubépine, l'harpagophytum et le fenugrec ont des vertus anti-inflammatoires.

ANTIOXYDANTS

On peut mesurer dans un tube à essai si une substance agit comme un antioxydant, mais cela ne permet pas toujours de dire si elle a cette même fonction dans l'organisme. Les études menées en médecine humaine sur l'efficacité des thérapies avec des antioxydants ont donné des résultats mitigés. Bien qu'il ait parfois été démontré que leur apport améliorait le potentiel antioxydant, il n'est pas certain que cela engendre un bénéfice clinique réel [11, 186].

Chez les chevaux, la recherche s'est concentrée sur l'application thérapeutique des antioxydants en cas de stress oxydatif dû à un exercice intense, à des lésions de reperfusion (lésions tissulaires résultant de la reprise du flux sanguin après une privation d'oxygène) et des problèmes respiratoires chroniques. Les différents antioxydants pouvant jouer un rôle positif dans ce contexte sont les vitamines A, B, C et E, le sélénium, le cuivre, le zinc, la superoxyde dismutase (SOD), le diméthylsulfoxyde (DMSO), la diméthylglycine (DMG), le méthylsulfonylméthane (MSM), la méthionine et le resvératrol.

N'oublions pas que chez les chevaux atteints de PPID, il y a peu ou pas de stress oxydatif systémique. La question est de savoir si des antioxydants utilisés thérapeutiquement vont agir sur le lobe intermédiaire de l'hypophyse, où l'on sait qu'il y a un stress oxydatif. Ceci est également vrai pour les plantes à activité antioxydante que nous venons de mentionner.

Pour l'instant, la meilleure approche semble être d'assurer une alimentation saine, naturelle et variée qui apporte les nutriments nécessaires, y compris ceux dont on pense qu'ils ont des vertus antioxydantes.

Les compléments de vitamine E étant généralement sans danger, ils sont souvent administrés aux chevaux âgés de quinze ans et plus pour leur activité antioxydante afin de prévenir l'apparition du PPID. Là encore, rien ne prouve que l'effet désiré est obtenu. De plus, un cheval à l'herbe absorbera automatiquement suffisamment de vitamine E. Dans le foin, la quantité de cette vitamine diminue. Pour les chevaux atteints de SME dont le régime est composé de fourrage grossier, il peut donc être nécessaire de fournir un complément de vitamine E.

ALIMENTATION

En ce qui concerne les conditions de vie, l'alimentation doit être attentivement surveillée. Elle est l'un des rares aspects sur lesquels vous pouvez avoir un contrôle total.

Un ajustement brusque est rarement nécessaire. Introduisez les modifications de ration et les nouveaux aliments ou compléments progressivement sur une période de quatre semaines. Si votre cheval est atteint de fourbure, il peut s'avérer indispensable d'adapter plus rapidement son régime alimentaire, surtout s'il reçoit une nourriture trop riche en sucre et en amidon.

Dérèglement hormonal

Le PPID est en premier lieu une maladie neurologique mais c'est le dérèglement hormonal qui en résulte qui va donner des problèmes au cheval. Dans ce livre, vous avez vu défiler toutes sortes d'hormones, à commencer par celles que produit l'hypophyse. Et puis nous avons parlé de l'insuline, de la leptine, de l'adiponectine, du cortisol et de tas d'autres hormones. Toutes peuvent se mettre à provoquer des troubles et leurs interactions rendent les choses encore plus difficiles. En outre, un dérèglement hormonal n'est jamais simple. Celui du cortisol en particulier (voir page 24) est souvent plus compliqué qu'on ne le pense. C'est également le cas pour le SME / dérèglement de l'insuline.

Penser que s'il est atteint de PPID, le cheval peut tranquillement continuer à manger comme lorsqu'il était en bonne santé, serait faire preuve de naïveté. Il est préférable de considérer chaque individu comme étant « à risque de résistance à l'insuline ». Même s'il n'est pas en surpoids, même s'il n'a jamais été fourbu.

Profitez du fait qu'il existe des nutritionnistes équins qui seront heureux de vous aider à examiner minutieusement le régime alimentaire de votre cheval et à l'adapter spécifiquement à sa situation et à ses besoins.

Atrophie musculaire

L'atrophie musculaire étant à la fois une manifestation clinique du PPID et une caractéristique normale du vieillissement, nous aborderons les besoins nutritionnels particuliers des chevaux qui en sont affectés lorsque nous commencerons à parler des individus âgés.

Gestion du poids

Certains chevaux atteints de PPID sont en surpoids et d'autres, au contraire, trop maigres, avec ou sans dérèglement de l'insuline. Pour tous ces chevaux, l'accent doit être mis sur une alimentation qui leur permette de retrouver ou de maintenir leur condition physique idéale.

Le surpoids doit être géré en ajustant l'alimentation et par de l'exercice. Pour les chevaux trop maigres, les corrections alimentaires doivent avoir pour objectif une prise de poids saine et progressive.

Compléments

Le cheval a besoin de certaines quantités de minéraux, vitamines et oligo-éléments. Les chevaux nourris essentiellement au foin ou qui sont au régime auront plus souvent des carences que ceux qui sont à l'herbe.

Analyse de fourrage

Avant de commencer à donner des compléments, il faut savoir si le cheval manque de vitamines et de minéraux et identifier lesquels. Une prise de sang peut donner des indications mais n'est pas toujours fiable à 100 %. Analyser le fourrage peut apporter d'importantes informations. Quand on sait ce qui manque à son cheval dans son alimentation, on sait avec quoi il faut le complémenter.

Pour 30 euros environ, une analyse simple permet de connaître la valeur énergétique, les taux de glucides, de protéines et de matière sèche du fourrage. Une analyse d'herbe ou de foin plus détaillée coûte un peu plus cher (environ 60 euros), mais on sait alors plus précisément à quoi s'en tenir concernant tous les principaux nutriments. Avec ces informations, un nutritionniste pourra prescrire des compléments adaptés aux besoins. En attendant, il est toujours possible de donner un « balancer » (voir encadré) contenant les principaux vitamines et minéraux.

Composez votre échantillon de foin en prélevant de petites poignées de différentes bottes provenant du même terrain et fauchées au même moment. Si votre foin provient de différents lots, il est préférable de faire effectuer une analyse de chaque lot séparément. Si vous achetez toujours de petites quantités dont les origines sont diverses, une analyse ne vous servira pas à grand-chose et il vaudra mieux vous baser sur les valeurs moyennes du foin.

BALANCER

Un complément à large spectre, ou « balancer », est conçu pour rééquilibrer une ration de fourrage et combler les manques en vitamines, minéraux et oligo-éléments nécessaires aux besoins quotidiens.

Un balancer n'est qu'une option, la préférence allant à un complément adapté au cheval et formulé par un nutritionniste après qu'une analyse du fourrage et une prise de sang aient été effectuées.

Il faut bien lire la liste des ingrédients. Certains balancers contiennent près de 20 % de sucres et d'amidon.

Un cheval à qui on donne un balancer n'a pas besoin d'avoir en plus une pierre à lécher contenant toute sorte de minéraux.
Un simple bloc de sel suffit.

ANALYSE DE SOL

Vous pouvez aussi faire analyser un échantillon du sol. Il n'y a pas de miracle : les minéraux qui ne sont pas présents dans le sol ne le seront pas non plus dans l'herbe. Tenez compte du fait que les résultats d'une analyse de sol ne sont pas non plus représentatifs des quantités de minéraux finalement assimilés par la plante. Une analyse de sol sert avant tout de base pour décider du meilleur amendement.

EAU POTABLE

L'eau est de loin le nutriment le plus important, mais elle n'est pas assez souvent considérée comme telle. En cas de polyurie / polydipsie et d'hypohidrose, l'approvisionnement en eau potable est particulièrement important.

EAU POTABLE

L'eau du robinet est la plus sûre pour votre cheval. Veillez à ce qu'elle soit toujours fraîche. Dans l'abreuvoir, il ne doit pas y avoir d'algues, de feuilles mortes, d'insectes, de crottin, d'urine et de rouille. En hiver, il faut bien sûr veiller à ce que l'eau ne gèle pas.

S'il n'est pas possible de donner de l'eau du robinet, on peut trouver d'autres sources mais celles-ci risquent de présenter des inconvénients. L'eau souterraine pompée (eau de puits), l'eau de pluie et l'eau de surface peuvent être contaminées. Faites analyser l'eau pour le vérifier.

Veillez également à la qualité de l'eau de pluie. Les tôles de toit, les gouttières et les tuyaux de descente en zinc peuvent augmenter un peu trop la teneur en zinc de l'eau.

L'eau des fossés et autres eaux de surface peuvent être polluées par des rejets illégaux, du fumier et des pesticides. Elles peuvent également contenir des algues bleues et des salmonelles. C'est le moins bon choix pour votre cheval.

Protéines et acides aminés

Outre leur quantité absolue, les protéines ingérées par le cheval doivent également être d'excellente qualité. Cela signifie qu'elles doivent apporter suffisamment d'acides aminés essentiels que le cheval ne peut pas produire lui-même et qu'il doit donc obtenir par le biais de sa nourriture. Ce n'est généralement pas un problème, sauf pour la méthionine, la lysine et la thréonine.

Vitamines

Concernant les vitamines, l'organisme du cheval en produit certaines (notamment B1, B6 et B12, C et K), tandis que d'autres doivent être fournies par l'alimentation. Avec l'âge, cette production autonome se fait moins bien en ce qui concerne les vitamines B et la vitamine C.

Les chevaux âgés atteints de PPID, même au stade subclinique, ont des taux sanguins de vitamine C plus faibles que les chevaux sains ou plus jeunes [173]. Une complémentation peut être nécessaire.

On recommande d'administrer des compléments de vitamines C et E, en particulier lorsque les chevaux atteints de PPID ne sont pas ou peu à l'herbe. Celle-ci est une bonne source de ces vitamines, mais une fois coupée et séchée, les taux diminuent considérablement.

Une étude réalisée en 2020 a révélé que chez les chevaux atteints de PPID, et quel que soit leur âge, les taux de vitamine B12 étaient moins élevés [227]. La vitamine B12 est essentielle au bon fonctionnement du cerveau et du système nerveux. Chez l'homme, la carence en B12 est associée à la maladie de Parkinson [252]. Les personnes souffrant de la maladie de Cushing présentent également souvent une carence en vitamine B12 [240]. Bien entendu, cela ne signifie pas pour autant que cela soit le cas chez chevaux atteints de PPID.

Minéraux et oligo-éléments

Pour être bien assimilés, les minéraux et oligo-éléments doivent respecter un certain équilibre entre eux. En effet, un minéral en excès va interférer sur l'assimilation d'un autre. En outre, un surplus important de certaines vitamines ou minéraux peut être aussi néfaste qu'une carence.

Pierre à lécher

Le sodium est un minéral qui fait souvent défaut dans l'environnement du cheval. Il est important e.a. pour la transmission des stimuli au sein du système nerveux. Il est conseillé de donner un bloc de sel blanc, tout simple, sans ajouts de minéraux et oligo-éléments. Les pierres à lécher qui ont un goût de pomme ou qui contiennent de la mélasse sont à éviter. Le cheval doit lécher la pierre pour absorber du sel, pas parce qu'elle a bon goût. Les pierres rouge brique contiennent souvent trop de fer.

Zinc, sélénium, cuivre et fer

Le zinc, le sélénium et le cuivre sont presque toujours en quantités trop faibles dans le fourrage à cause d'un sol appauvri. En revanche, les taux de fer sont souvent beaucoup trop élevés ce qui rend l'absorption du zinc, du sélénium et du cuivre encore plus difficile. À la page 44, vous avez vu qu'il existait un lien entre l'excès de fer et la résistance à l'insuline.

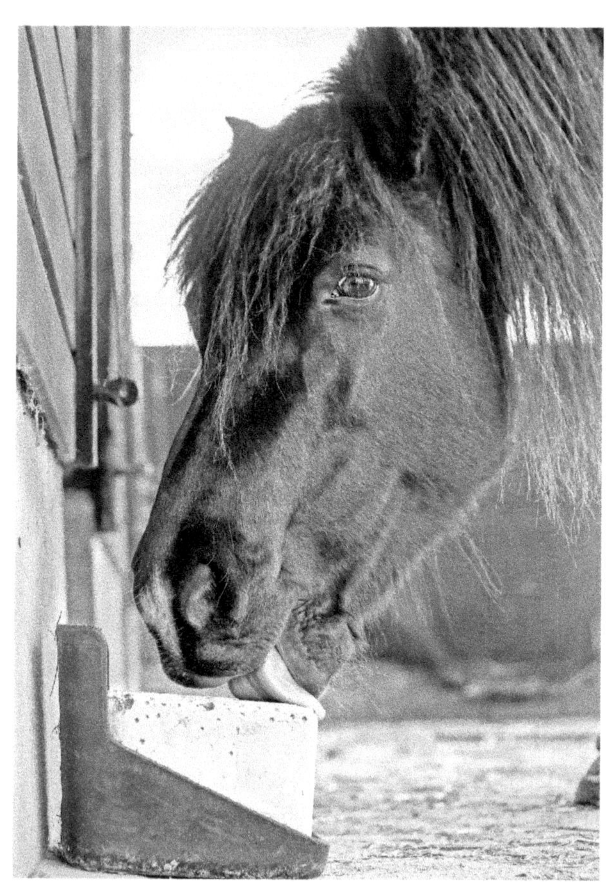

Bloc de sel blanc, tout simple
(photo : Karin Schouwenburg)

Acides gras oméga

Le rapport entre les acides gras oméga est également important pour éviter qu'une propriété pro-inflammatoire d'un acide gras particulier ne prenne le dessus. Chez les chevaux qui ne mangent pas ou peu d'herbe fraîche, l'alimentation va manquer d'acides gras oméga-3. Il est donc conseillé de leur en fournir un complément, par exemple sous forme de graines de lin ou d'huile de lin pressée à froid qui en sont de bonnes sources.

Pré ou pas pré ?

Arrivé à ce stade de votre lecture, vous comprendrez qu'il est impossible d'aborder ce sujet dans tous ses détails ; cela dépasserait le cadre de ce livre. Le fourrage forme la base d'une ration saine. Si le cheval est au pré, il faut tenir compte de la quantité de sucres présente dans l'herbe. Une vie au pré est encore possible pour de nombreux chevaux atteints de PPID, à condition de bien l'organiser. Tous les types d'herbe ne fabriquent pas la même quantité de glucides, une prairie variée où poussent de nombreuses espèces produisant moins de sucres est ce qu'il y a de mieux. En outre, il ne vaut mieux pas y mettre les chevaux en avril et mai, lorsque les taux de sucre sont souvent élevés, ni pendant l'augmentation saisonnière (voir page 79). Les chevaux atteints de PPID mais n'ayant pas de résistance à l'insuline, peuvent être au pré pendant les mois restants et de façon limitée, à condition que leur taux d'ACTH soit sous contrôle et qu'ils ne soient pas en surpoids. Le moindre signe de fourbure signifie une interdiction absolue. Dans les encadrés de la page suivante, découvrez comment contrôler au mieux l'apport alimentaire et la consommation de sucres en choisissant bien les périodes de pâturage et en appliquant des mesures limitatives.

Foin

Pour votre cheval atteint de PPID, une ration composée principalement de foin, même en été, est ce qu'il y a de plus sûr. Le total des taux de sucre et d'amidon de ce foin doit être inférieur à 10 %. Étant donné que les types d'herbe du nord-ouest de l'Europe ne stockent pas d'amidon, dans la pratique, vérifiez surtout la teneur en sucre.

Quand le foin contient encore des graines, celles-ci sont riches en amidon. Ne laissez donc pas votre cheval manger les « miettes » tombées au fond de la brouette. Il s'agit en grande partie de semences d'herbe.

QUAND LA MISE AU PRÉ EST-ELLE SANS DANGER ?

En pratique, il faut retenir que le taux de glucides de l'herbe est au plus bas la nuit et tôt le matin, si la température nocturne n'est pas descendue sous les 5 degrés, alors que l'eau et les nutriments étaient en quantités suffisantes et que l'herbe est surtout constituée de feuilles et n'a pas encore formé de graines.

Pendant la journée, le taux de glucides va augmenter. Si le nombre d'heures d'ensoleillement s'accroît, le pourcentage de glucides s'élève. Cette hausse se poursuit avec l'avancée du printemps. Par contre, l'ombre et les nuages la ralentissent.

Il ne faut pas seulement tenir compte du taux de glucides mais aussi de la quantité d'herbe ingérée par le cheval. Au printemps l'herbe pousse à toute allure. Si le cheval en mange beaucoup, même si le taux est faible, il risque d'en absorber trop. En ce cas, ou si vous pensez que l'herbe est trop riche en glucides, il faut mettre en place des mesures de restriction.

L'HERBE : MESURES DE RESTRICTION

Pour éviter qu'un cheval atteint de PPID, sans résistance à l'insuline, et dont l'ACTH est sous contrôle, ne mange trop ou trop vite et n'ingère donc trop de glucides lorsqu'il est au pré, vous pouvez prendre les mesures suivantes pour limiter sa consommation :

- Utiliser un panier de régime. L'extrémité des brins d'herbe est moins riche en sucre. Avec le panier de régime, le cheval ne peut pas manger l'herbe jusqu'à la racine. Cela l'oblige aussi à manger moins vite. La nourriture arrive plus lentement et plus régulièrement dans le tractus digestif. Les glucides sont ainsi mieux digérés. Avec un panier de régime, le cheval va aussi se déplacer un peu plus puisqu'il peut rester plus longtemps au pré. Veillez à ce que le panier soit bien ajusté et que votre cheval puisse continuer à boire normalement.
- Éviter le surpâturage. L'herbe courte et surpâturée est très riche en glucides. Faire pâturer en bande. Avec du ruban de clôture et des piquets amovibles on peut délimiter chaque jour une nouvelle surface de pâturage, l'agrandir ou la réduire.
- Diviser le pré en parcelles. Laisser le cheval sur une parcelle jusqu'à ce que l'herbe ait une hauteur de 4 centimètres. Le mettre ensuite sur la parcelle suivante. La partie au repos peut de nouveau repousser.

Limiter le temps que le cheval passe au pré ne suffit pas. En 2011, une étude a été menée sur la quantité d'herbe et de foin consommée par les poneys lorsque leur temps de pâturage est limité. Les résultats sont frappants : au cours de la première semaine, en trois heures de pâturage, les poneys mangeaient une quantité équivalente à environ un demi pour cent de leur poids corporel. À la sixième semaine, cette quantité avait doublé pour atteindre près d'un pour cent. En six semaines, les animaux avaient appris qu'il fallait manger le plus vite possible lorsqu'ils étaient mis au pré [21].

MATIÈRE SÈCHE

La matière sèche est ce qui reste des plantes fourragères après leur séchage complet. Plus la teneur en eau d'un aliment est élevée, plus sa teneur en matière sèche est faible.

Tous les chevaux devraient manger environ 1,5 à 2,5 % de leur poids corporel en matière sèche par jour. Si le taux de matière sèche d'un aliment est réduit, ils doivent donc en manger de plus grandes quantités. Mais si ce même aliment est riche en énergie (calories), il ne convient pas à un cheval qui a besoin de perdre du poids. C'est le cas d'un pré au printemps et en été.

Une analyse de fourrage indique toujours le taux de matière sèche.

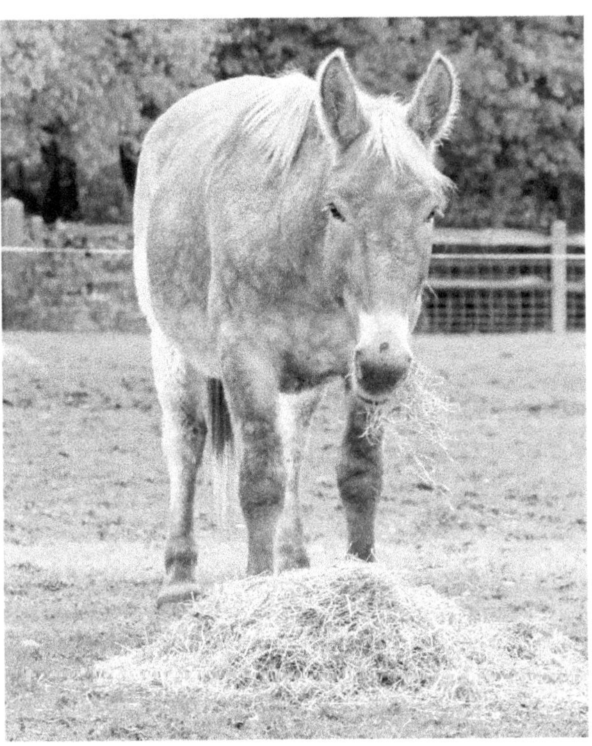

(photo : Mulography)

Si votre cheval a un poids sain et ne mange que du fourrage autre que l'herbe, donnez-lui entre 1,5 % et 2 % de son poids en matière sèche (MS, voir encadré) par jour. Ce qui correspond à une quantité de 9 à 12 kilos pour un cheval de 600 kilos.

Le foin sec et non emballé contient généralement 85 à 90 % de MS. Vous en donnerez donc de 10 à 14 kilos par 24 heures, en fonction du poids corporel du cheval. S'il est trop gros, donnez-en moins ; s'il est trop maigre, donnez-en plus. S'il mange déjà 2 % de son poids corporel en MS et qu'il est encore trop maigre, vous pouvez rajouter du foin. La plupart des chevaux mangeront jusqu'à 2,5 % de leur poids corporel en MS ; les races de poneys encore plus.

Le type de fourrage compte également et là encore, une analyse du foin apportera plus de clarté. En général, le foin dur et grossier a une valeur énergétique plus faible (contient moins de calories) que le foin plus souple et plus fin. Si votre cheval est en surpoids ou prend facilement du poids, il est préférable d'utiliser du foin grossier. S'il perd facilement du poids et qu'il a plutôt du mal à se maintenir, il vaut mieux lui donner un foin plus doux et plus fin, à la valeur énergétique plus élevée. Dans les deux cas, le foin doit avoir une faible teneur en sucre.

Aliment concentré

Granulés ou céréales ne sont pas recommandés. Ces aliments contiennent trop de sucres rapides et d'amidon et sont toujours distribués en rations ponctuelles, ce qui provoque des pics de glycémie élevés. Le système digestif d'un herbivore comme le cheval, qui doit marcher à la recherche de sa nourriture, n'est pas fait pour cela. Le muesli est en fait l'équivalent des granulés avant qu'ils ne soient moulus et compressés. Il existe un muesli sans céréales dont le taux de sucre et d'amidon est inférieur à 10 %. En donner de temps en temps une poignée ne fait pas de mal. Les autres marques dépassent largement les 20 %.

Si vous voulez tout de même donner un aliment concentré, lisez bien l'étiquette afin de choisir celui qui contient peu de sucre et d'amidon et évitez les céréales. Vérifiez aussi la quantité de fer du produit, qui doit être la moins élevée possible.

Pour les chevaux âgés ou ceux qui ont perdu de leur condition (maigreur, fonte musculaire), vous rechercherez les ingrédients, vitamines et minéraux que nous mentionnerons séparément aux paragraphes suivants.

Ne vous laissez pas tromper par les jolis noms de produits avec « Cush » ou « Senior ». Certains contiennent plus de 20 % de sucres et d'amidon.

Chevaux âgés

Tous les chevaux atteints de PPID ne sont pas forcément SME / DI et en surpoids, mais peuvent au contraire avoir du mal à maintenir leur poids. Ces chevaux ont besoin d'une approche nutritionnelle adaptée. L'objectif est une prise de poids saine et progressive sans leur donner d'aliments riches en sucre et amidon. En général, le PPID est plus fréquent chez les chevaux âgés. Ceux-ci sont souvent plus maigres en raison du processus normal de vieillissement ou de problèmes dentaires.

Intestins

L'assimilation des nutriments se fait principalement dans l'intestin grêle. Ce processus est moins efficace chez les chevaux plus âgés. Par conséquent, pour maintenir leur poids ils doivent souvent manger plus que lorsqu'ils étaient plus jeunes.

Avec l'âge, le gros intestin perd partiellement de sa capacité à digérer correctement les fibres. Cela est probablement dû à des modifications du microbiome. Une mastication plus difficile joue également un rôle, des fibres plus grosses pénètrent ainsi dans les intestins.

Microbiome
L'ensemble des bactéries, organismes unicellulaires, levures, parasites et virus vivant e.a. dans les intestins.

La digestion de foin très ligneux n'est pas facile pour les vieux chevaux. En revanche, ils digèrent très bien les granulés d'herbe et la pulpe de betterave trempés dans de l'eau ainsi que le tourteau de soja.

Comme on l'a dit plus haut, la production de vitamines B dans le gros intestin diminue également chez les individus âgés. Une complémentation peut être nécessaire.

Alors qu'un balancer est plutôt inoffensif, vous ne devriez pas complémenter au hasard avec des vitamines et minéraux achetés en vrac. Demandez conseil à un nutritionniste.

FOIN DE LUZERNE

Le foin de luzerne (appelé également : alfalfa) contient des fibres faciles à digérer. Il est également riche en protéines très digestibles (environ 20 %), ce qui peut contribuer à réduire la fonte musculaire. Cependant, il peut contenir trop de calcium, ce qui n'est pas bon pour les reins et nuit à la disponibilité du phosphore. La solution est de le mélanger avec du foin contenant moins de calcium.

Le foin de luzerne contient également les acides aminés importants que sont la méthionine, la lysine et la thréonine, et il est riche en magnésium. L'esparcette est une plante similaire, riche en protéines, de la même famille que la luzerne.

MADC

Pour une indication plus précise des besoins en protéines d'un cheval, on utilise aussi un système d'évaluation des protéines appelé MADC (Matières Azotées Digestibles Cheval). Ce système décrit la teneur totale en protéines brutes de l'aliment, ainsi que sa digestibilité dans l'intestin grêle et l'absorption des acides aminés dans le gros intestin.

Les besoins quotidiens de base en MADC d'un cheval adulte de 600 kg qui n'est pas au travail sont d'environ 0,52 gramme par kilo de poids corporel (soit 312 grammes). Pour les poneys et les chevaux plus légers, ce chiffre est plus élevé, tandis que pour les chevaux plus lourds, il est plus faible.

Cette quantité de base ne représente qu'un critère de départ. Elle varie en fonction de la race, l'âge, le poids corporel, la façon dont le cheval est hébergé et la quantité de travail. Il peut également y avoir des différences entre individus. Demandez à votre nutritionniste ou à votre vétérinaire d'évaluer la quantité de MADC dont votre cheval a besoin.

Les chevaux âgés ont souvent des difficultés à digérer correctement les protéines dans l'intestin grêle. Là encore, le foin de luzerne est conseillé. Il fournit des protéines de haute qualité que vous pouvez donner à votre cheval pour couvrir ses besoins sans le suralimenter. Pour les chevaux souffrant d'atrophie musculaire, les protéines et les acides aminés essentiels qu'elles fournissent sont cruciaux pour renforcer la masse musculaire.

Chez les chevaux âgés, complémenter en acides aminés de haute qualité agit aussi sur le maintien de la masse musculaire et prévient son atrophie.

Mode de distribution

Les chevaux âgés et affaiblis sont parfois chassés des points d'alimentation par leurs congénères. Ceux qui ont une mauvaise dentition ou à qui il manque des dents ont besoin d'un peu plus de temps pour manger. Dans les deux cas, il vaut mieux les nourrir séparément. De cette façon, on peut surveiller de près leur alimentation et leur éviter du stress. Une autre option consiste à distribuer le fourrage à plusieurs endroits.

Les chevaux âgés ont souvent de l'arthrose et peuvent avoir du mal à manger un aliment posé sur le sol ou à tirer le foin d'un filet en cas d'arthrose de la nuque. Lorsque l'arthrose touche plusieurs parties du corps, il leur est même plus difficile de se déplacer pour brouter. Aidez-les en leur installant un endroit où manger en paix et sans douleur.

Les aliments trempés peuvent fermenter en été et geler en hiver. Si vous les laissez trop longtemps, les bactéries et les champignons vont se multiplier de manière explosive. Il faut donc donner des quantités que le cheval puisse absorber en une fois, ce qui demande plusieurs distributions quotidiennes.

Dentition

Lorsque les dents de devant (incisives) manquent, sont usées ou de travers, que les tables dentaires des mâchoires supérieure et inférieure sont inégales ou décalées lorsque le cheval a sa tête au niveau du sol, brouter devient un problème. Donnez-lui du bon foin ou des granulés d'herbe et tant que ses molaires resteront fonctionnelles, il arrivera à bien manger. Demandez à votre dentiste équin s'il peut encore améliorer les choses.

Avec des molaires usées ou endommagées, il est plus difficile de broyer les aliments. Les chevaux qui ont de mauvaises dents ne peuvent pas mâcher suffisamment le foin pour l'avaler et le digérer correctement. L'herbe leur convient généralement mieux, mais elle n'est une option que lorsqu'elle est

PULPE DE BETTERAVE

La pulpe de betterave est ce qui reste de la betterave sucrière après l'extraction du sucre. Celui-ci est donc quasiment éliminé, il ne reste que des fibres alimentaires bien digestes. Celles-ci contiennent beaucoup de calories qui se libèrent lentement. Son taux en sucre et amidon est généralement faible. La pulpe de betterave est une bonne source de protéines et d'acides aminés comme la méthionine, la lysine et la thréonine.

Cependant, elle ne contient pas suffisamment de vitamines et son apport en minéraux n'est pas équilibré.

Maintenir un bon rapport entre le calcium et le phosphore peut être difficile quand on donne beaucoup de pulpe de betterave. Elle est également pauvre en oligo-éléments. Si elle complète très bien une ration, elle ne peut pas en être l'élément principal pour remplacer l'herbe et le foin. Consultez un nutritionniste si vous souhaitez donner plus d'un kilo de pulpe de betterave par jour à votre vieux cheval.

Choisissez la pulpe de betterave à trempage rapide qui gonfle en dix minutes. Veillez à ce que sa teneur en glucides soit inférieure à 10 % et, de préférence, encore plus faible.

La pulpe de betterave normale doit être trempée pendant au moins 12 heures pour éviter les engouements de l'œsophage. Cette pulpe contient souvent plus de glucides que la pulpe à trempage rapide. De plus, la teneur exacte n'est pas toujours mentionnée sur l'emballage et elle peut dépasser largement les 10 %.

sûre et qu'il n'y a pas de risque accru de fourbure. L'étape suivante consiste à passer d'un foin grossier et fibreux à un foin fin et doux. Lorsqu'ils n'arrivent plus à manger celui-là non plus, remplacez-le par du foin haché. Si cela aussi n'est plus possible, l'étape suivante est celle des granulés d'herbe trempés. La plupart des vieux chevaux peuvent continuer à en manger pendant très longtemps. Si nécessaire, vous pouvez compléter cette alimentation avec un mash sans céréales ou de la pulpe de betterave trempée (voir encadré).

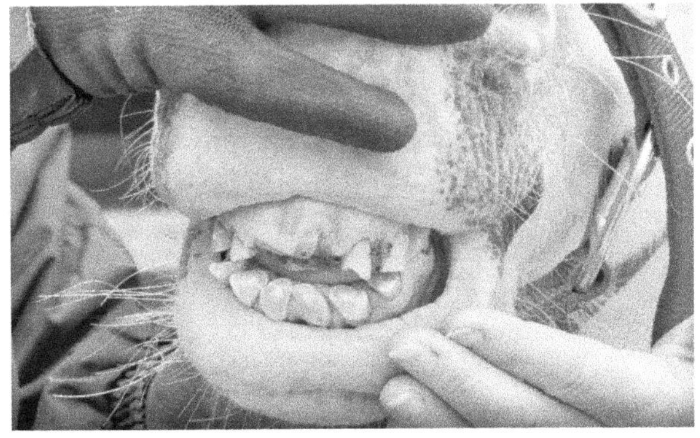

Impossible de bien brouter avec ces dents
(photo : Redwings Horse Sanctuary)

Poids insuffisant

En raison du ventre pendulaire et de l'adiposité, on ne s'aperçoit pas tout de suite que le cheval perd du poids et que les muscles se dégradent. Les chevaux atteints de PPID étant généralement plus âgés, on considère souvent l'amaigrissement comme normal. La perte d'état passe donc inaperçue. Si le cheval était auparavant en surpoids et que les programmes de régime et d'exercice ont été poursuivis de manière un peu trop intensive, vous risquez, en tant que propriétaire, de ne pas réaliser qu'il devient en fait trop maigre. Demandez à votre nutritionniste ou à votre vétérinaire ce qu'il pense du poids de votre cheval.

Nous parlons ici des chevaux atteints de PPID et maigres. Il existe une variété d'autres causes possibles à la perte de poids, et certaines peuvent causer des dommages irréparables ou être fatales. Si vous avez le moindre doute sur la cause de l'amaigrissement, consultez votre vétérinaire. De toute évidence, vous aurez déjà exclu ou traité les infestations de vers, les problèmes dentaires et les ulcères à l'estomac comme causes possibles.

Les recommandations alimentaires pour les chevaux atteints de PPID et qui doivent prendre du poids peuvent être délicates, car il faut trouver un apport calorique qui ne contienne pas trop de sucre et d'amidon.

Matière grasse et huile

Pour augmenter les calories, certains donnent des aliments riches en graisses. De grandes quantités d'huile ou autres matières grasses dans la nourriture peuvent exacerber, voire déclencher, une résistance à l'insuline. Il faut donc bien équilibrer matières grasses et hydrates de carbone pour favoriser une prise de poids saine.

La pulpe de betterave trempée, le tourteau de soja ou le foin de luzerne (haché), associés à des huiles végétales pauvres en acides gras oméga-6 (comme les huiles de lin ou de colza) pourront bénéficier aux chevaux trop maigres ayant un dérèglement de l'insuline. Ils permettent une alimentation énergétique sans risques de provoquer des pics d'insuline élevés. En effet, ces aliments sont riches en fibres alimentaires à digestion lente (glucides structuraux). Les graines de lin contiennent de bonnes matières grasses. En fonction des quantités, distribuez ces aliments répartis en plusieurs portions par jour. Certaines huiles, comme l'huile de tournesol et l'huile de maïs, sont mal équilibrées en acides gras oméga. Elles feront plus de mal que de bien, il faut donc les éviter.

Préfané

Le préfané peut être une alternative appropriée pour les individus atteints de PPID sans dérèglement de l'insuline et qui ont du mal à maintenir leur poids. Il est plus doux et donc facile à mâcher. De plus, il est un peu plus facile à digérer car il est déjà légèrement fermenté.

Le préfané peut être trop riche en calories et en sucre, surtout s'il a été récolté très tôt, lorsque l'herbe était très jeune. Il est préférable d'en choisir un qui a été récolté un peu plus tard.

Contrairement à ce que l'on pense souvent, le préfané ne contient pas plus de sucre que le foin. Si vous fauchez un champ et que vous laissez une moitié de l'herbe coupée sécher jusqu'à 85 % de MS pour en faire du foin, et que vous laissez l'autre moitié sécher jusqu'à 70 % de MS et l'emballez dans du plastique pour en faire du préfané, les deux produits auront la même teneur en sucre au départ. Mais six mois plus tard, la teneur en sucre du préfané sera inférieure à celle du foin. Cela est dû au fait que les bactéries qui assurent la fermentation ont « absorbé » une partie du sucre. La raison pour laquelle le préfané présente parfois une teneur en sucre plus élevée que le foin est due à la période de récolte.

Le préfané a une teneur en matière sèche inférieure à celle du foin. C'est pourquoi on doit en donner davantage.

Chez les chevaux présentant un dérèglement de l'insuline, le préfané peut donner une réponse insulinique relativement élevée. Cela serait dû non pas tant aux sucres qu'à d'autres substances, comme les acides gras volatils et l'éthanol [158].

Le pré reste pour les chevaux maigres un bon moyen de prendre du poids mais agissez progressivement et ne laissez pas des chevaux atteints de PPID au pré si l'ACTH n'est pas sous contrôle, s'ils sont résistants à l'insuline ou s'ils présentent des signes de fourbure.

Mode de distribution

Les chevaux très amaigris sont moins aptes à défendre leur position sociale et leur accès à la nourriture. Non seulement ils ne mangent pas assez, mais ils se mettent aussi à manger plus vite et de manière plus agitée. Ils mâchent moins bien et ne peuvent pas profiter aussi bien des nutriments. Ainsi, tout comme pour les chevaux âgés, il est préférable de les nourrir séparément.

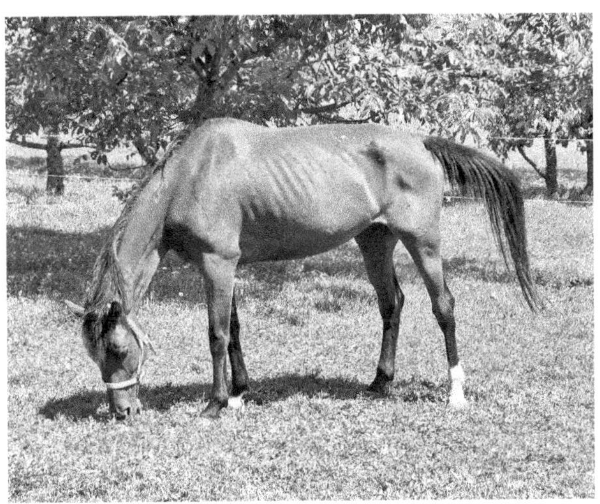

Donnez à un cheval maigre la possibilité de manger tranquillement
(photo : Anna Armbrust)

SME / DÉRÈGLEMENT DE L'INSULINE ET SURPOIDS

Même si nous ne savons pas encore exactement comment cela se passe, on peut raisonnablement supposer qu'un cheval atteint de PPID présente un risque accru de résistance à l'insuline, même sans être en surpoids. Il est important de maintenir le taux d'ACTH sous contrôle et de mesurer régulièrement les taux d'insuline et de glucose dans le sang pour modifier à temps l'alimentation et prévenir la fourbure.

Une partie des individus souffrant de PPID ont aussi un SME / dérèglement de l'insuline et un surpoids. La résolution de ce problème passe par la gestion du poids et de l'exercice physique. Nous allons d'abord voir comment adapter l'alimentation afin de faire perdre du poids, puis nous parlerons de l'exercice.

Pour les chevaux dont il est question ici, les ajustements alimentaires sont très importants pour obtenir une perte de poids. Par ailleurs, vous ne voulez pas que les problèmes hormonaux liés au SME s'aggravent, vous préférez les voir diminuer et disparaître. En particulier, le dérèglement de l'insuline s'améliorera lorsque le cheval perdra du poids.

Il existe un lien direct entre le surpoids et le stress oxydatif [152]. Le principe de base est le suivant : une diminution de la surcharge pondérale entraîne une diminution du stress oxydatif. C'est l'une des clés de la lutte contre le PPID.

Nous avons expliqué plus haut que les granulés et les céréales étaient déconseillés pour les chevaux qui ont un poids de forme. C'est encore plus vrai pour ceux qui doivent en perdre. Ils contiennent beaucoup trop de sucres et d'amidon. Le système digestif d'un cheval n'est pas non plus conçu pour ça. Il en résulte des pics de glycémie importants. C'est mauvais pour les chevaux présentant une résistance à l'insuline en général et pour ceux souffrant de SME en particulier. Ça ne fait que les faire grossir.

Les aliments riches en sucres et en céréales font diminuer la quantité d'adiponectine dans le sang. À la page 45 vous avez lu que cette hormone est importante pour maintenir une glycémie optimale. Cette baisse n'est donc pas souhaitable.

Une alimentation à base de fourrage riche en fibres (de préférence du foin) avec une teneur élevée en matière sèche contenant moins de 10 % de glucides solubles dans l'éthanol (voir encadré « Types de sucre ») et d'amidon, est l'idéal pour les chevaux en surpoids. Elle leur remplit les intestins et fournit de l'énergie sous forme d'acides gras volatils. Pour les chevaux présentant une résistance sévère à l'insuline, une limite supérieure de 8 % est même recommandée. Dans l'idéal, on préfère que le pourcentage d'amidon ne dépasse pas les 4 %.

TYPES DE SUCRES

Nous parlons du sucre dans l'alimentation du cheval mais nous devrions utiliser le terme de glucide qui est plus général. En effet, certains glucides ne sont pas des sucres, comme le fructane, l'amidon et les fibres alimentaires.

Les glucides peuvent être classés en :

- Glucides simples ou doubles, comme le glucose, le fructose et le sucrose. On les appelle aussi « sucres rapides ».
- Fructanes
- Glucides complexes comme l'amidon et les fibres alimentaires

L'analyse de fourage et les étiquettes des aliments utilisent les abréviations suivantes pour les différents types de glucides. Ou parfois les abréviations anglaises, que nous avons mis ici entre parenthèse.

- GSEt : glucides solubles à l'éthanol = glucides simples et doubles (ESC)
- GSE : glucides solubles à l'eau = GSEt + fructane (WSC)
- GNS : glucides non-structuraux = GSE + amidon (NSC)
- GS : glucides structuraux = fibres alimentaires (SC)

FRUCTANE

Si elle dispose de plus de sucre qu'il n'en faut pour croître, l'herbe de nos prairies le stocke sous forme de fructane (un certain type de glucide complexe) pour l'utiliser au moment le plus opportun pour sa croissance.

On a longtemps pensé que la plupart des chevaux touchés par la fourbure, l'étaient à cause de l'ingestion d'une trop grande quantité de fructane. En fait, le fructane peut influencer l'apparition ou l'aggravation d'une fourbure, mais seulement s'il s'agit d'une fourbure liée au SRIS. Ce type de fourbure représente environ 10 % de l'ensemble des cas et même là, on peut en attribuer la cause à une multitude d'autres facteurs. En outre, un cheval ne pourra jamais ingérer une quantité de fructane telle qu'elle puisse provoquer à elle seule une fourbure.

Dans le cas du PPID, la fourbure du cheval est endocrinopathique. Le fructane n'y joue aucun rôle. Ce sont les glucides et la réaction hormonale qu'ils provoquent qui sont à l'origine des malheurs.

Il n'est cependant pas totalement inutile de surveiller les avertissements relatifs au fructane à l'aide d'une application ou d'un index du fructane sur Internet. L'utilité d'un tel système d'alerte réside principalement dans le fait qu'il donne une image de la quantité de sucre qui se trouvait récemment dans la plante. En effet, il n'est pas possible d'obtenir des taux élevés de fructane sans qu'un surplus de sucre ne les ait précédés. La probabilité que cela se reproduise à court terme est bien présente, ce qui ferait courir des risques au cheval dont la fourbure est liée à des troubles hormonaux. En outre, les trois formes différentes de fourbure (voir page 52) ne s'excluent évidemment pas l'une l'autre. Étant donné que vous ne voulez pas ajouter une autre cause possible de fourbure, tout ce que vous pouvez faire pour l'éviter est judicieux.

Pour les chevaux gravement résistants à l'insuline, ceux qui souffrent constamment de fourbure et ceux qui doivent perdre beaucoup de poids, le pré est vraiment hors de question. Pour eux, l'herbe est plus dangereuse que les autres types de fourrage. Vous ne pouvez pas contrôler la quantité de sucre et d'énergie absorbée.

En effet, la quantité de sucres rapides de l'herbe peut énormément varier au cours de la journée et de l'année. Un *paddock paradise* (voir encadré page 156) ou un paddock sec et les conseils nutritionnels adaptés d'un nutritionniste sont ce qu'il faut à ces chevaux.

TREMPER LE FOIN

Lorsque l'on n'a pas de foin pauvre (contenant moins de 10 % de glucides), on peux tremper et rincer son foin. Rien qu'en le trempant 15 minutes on fait disparaître une grande partie des sucres rapides et du fructane (les glucides solubles à l'eau / GSE) [69]. Le rincer ensuite à l'eau fraîche en élimine encore plus. L'eau chaude dilue les glucides deux fois plus vite que l'eau froide.

Pour les chevaux atteints de SME, qui sont très sensibles à la fourbure, il peut être nécessaire de faire tremper le foin très longtemps, jusqu'à 16 heures. Malheureusement, même cela n'est pas une garantie. Selon une étude de 2011, en fonction du type de foin, la teneur en GSE peut encore être trop élevée [91].

Malheureusement, ces opérations font aussi perdre au foin d'importants minéraux et vitamines. Il faut donc donner un balancer (voir page 118) aux chevaux nourris avec du foin trempé.

On peut tremper le foin dans une grande bassine ou une brouette, avant de le rincer et bien l'égoutter. Il va sans dire qu'il ne faut pas donner à boire au cheval l'eau qui a servi à tremper le foin, puisque les sucres s'y trouvent maintenant.

Il ne faut pas tremper plus de foin que le cheval ne puisse en manger en une journée car le foin mouillé moisit facilement.

Au début, le cheval n'est pas toujours enthousiaste devant son foin mouillé, mais il finit par le manger. Sinon, on peut le mélanger avec de la pulpe de betterave ou un peu de foin sec et diminuer cet ajout peu à peu.

Tant qu'on ne sait quelle quantité de glucides contient le foin, il vaut mieux prendre ses précautions et le faire tremper, même en hiver. La fenaison a pu se faire à un moment où l'herbe était très riche en glucides et ces derniers se retrouvent maintenant dans le foin.

Par contre, le préfané ne doit pas être trempé. Cela peut mettre en route une seconde fermentation, provoquant la multiplication de bactéries indésirables.

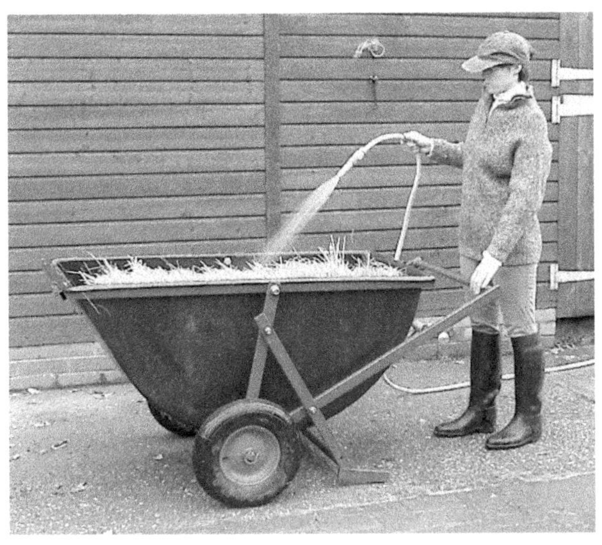

Faire tremper le foin
(photo : Classic Equine Equipment)

FOIN

Si votre cheval doit perdre du poids, il est important qu'il reçoive 20 à 30 % de calories en moins que ce dont il a besoin, pour créer ce que l'on appelle un bilan énergétique négatif. La quantité de foin mise à sa disposition dépend alors beaucoup de la valeur énergétique (calories) de celui-ci. Si vous le faites analyser, un nutritionniste pourra calculer pour vous la quantité exacte dont il a besoin par 24 heures.

Avec un foin riche, il est impossible de faire perdre du poids à votre cheval sans qu'il manque de fibres. Il vous faut vraiment du foin pauvre. Même dans ce cas, il faut calculer et ajuster pour s'assurer que la teneur en calories soit assez basse et que la quantité de fibres soit suffisante. Dans tous les cas, il n'est jamais conseillé de soumettre votre cheval à un régime draconien. Cela risque de « gripper » le métabolisme et d'aggraver la résistance à l'insuline.

PAILLE

Si votre foin est un peu trop riche, vous pouvez le faire tremper (voir encadré) ou le mélanger à de la paille d'avoine ou d'orge (50-50 au maximum) [150]. La digestion d'une grande quantité de paille entraîne la formation de composés d'ammoniac qui peuvent surcharger le foie. Par conséquent, ne dépassez pas le moitié paille, moitié foin.

Il est également possible de mélanger de la paille à du foin trempé. Ne le faites que si les dents de votre cheval sont encore capables de mâcher correctement. Vérifiez la longueur des fibres dans les crottins. Si elles dépassent les 2,5 cm, appelez le dentiste pour contrôler les dents et les soigner si nécessaire. La paille de blé contient trop de lignine, une fibre alimentaire. Pour les chevaux ayant de mauvaises dents, elle est difficile à mâcher.

La paille contient trop peu de protéines. Si le foin que vous y ajoutez est du foin de luzerne, vous rééquilibrerez assez bien la teneur en protéines. Une complémentation est souvent nécessaire dans le cadre d'un régime amaigrissant.

Comme on diminue la quantité de foin et que l'on choisit du foin pauvre, il y aura plus de carences dans la ration qu'avec de plus grandes quantités de foin plus riche. Consultez un nutritionniste à ce sujet.

Le mode de distribution de l'aliment peut aussi être amélioré. Avec un filet ou autre « slow feeder », la vitesse à laquelle le foin est mangé peut être réduite ce qui est bien mieux pour le système digestif du cheval.

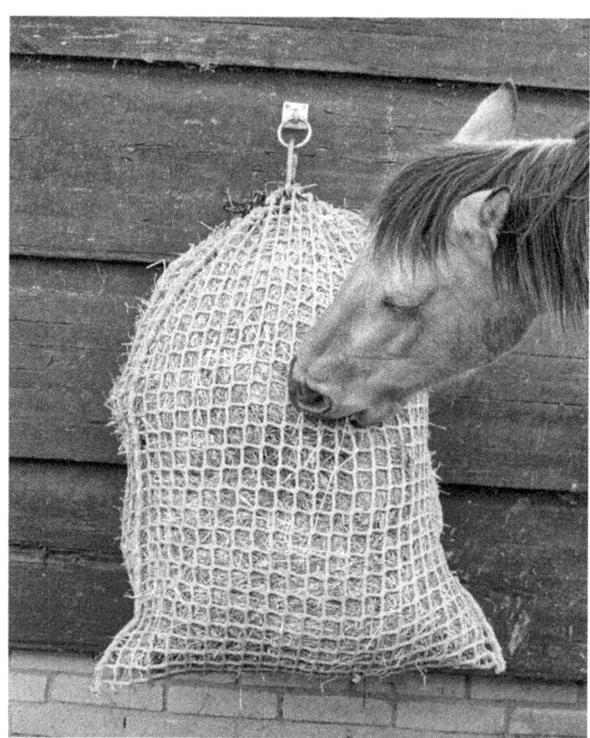

Filet à foin
(photo : Marsha Brouwer / PaardEerlijk)

Certaines personnes donnent du vieux foin en pensant qu'il contient moins de sucres. Ce n'est pas le cas. Le vieux foin contient seulement moins de vitamines et plus de poussière.

Foin de graminées

Le foin de graminées égrainé est un sous-produit de la culture de graminées pour le marché des semences. La plus grande partie des glucides non-structuraux se trouve dans les graines qui partent pour la graineterie.

Les tiges se composent essentiellement de fibres alimentaires (glucides structuraux) et, une fois séchées, fournissent un fourrage peu énergétique convenant bien aux chevaux fourbus ou à ceux qui doivent perdre du poids. On pourrait le considérer comme une sorte de paille obtenue à partir de graminées au lieu de céréales.

Le foin de graminées est très pauvre et contient moins de vitamines, de minéraux, d'oligo-éléments et de protéines qu'un foin plus riche.

Fourrage haché

Le fourrage se vend aussi haché. Le produit ne comporte parfois qu'un seul type de foin, comme du foin de luzerne par exemple, ou bien un mélange de différents types de fourrages, en général du foin, de la luzerne et de la paille.

GRANULÉS D'HERBE

Les granulés d'herbe, trempés ou non, sont consommés rapidement. À un cheval en surpoids ils apporteront donc trop de sucres.

PERTE DE POIDS

En général, la perte de poids se passe plutôt bien au début. Après trois ou quatre mois, à mesure que le métabolisme s'adapte au régime, elle est plus lente [255].

Veillez à ce qu'elle soit progressive et pas trop rapide. Un amaigrissement trop rapide présente un risque – notamment chez les poneys Shetland et Welsh, les Haflingers, les Fjords et les ânes – d'engraissement du sang (hyperlipémie, voir page 56). Il existe également un risque d'augmentation de la réponse insulinique en cas de perte de poids trop rapide. Une perte de poids saine ne doit pas dépasser 1 % du poids cible ou 0,5 % du poids corporel actuel par semaine, le chiffre le plus bas étant retenu.

Surveillez attentivement la perte de poids pour vous assurer d'atteindre l'objectif (le poids cible et la rapidité de sa progression) sans le dépasser.

PESER LE FOIN VS. COMPTER LES CALORIES

Il existe des différences individuelles significatives dans la perte de poids des chevaux soumis à un régime. Certains chevaux perdent du poids rapidement, alors que chez d'autres, nourris de la même manière, c'est très difficile.

Malheureusement, cette différence s'explique aussi en grande partie par le fait que la plupart des conseils parlent uniquement du poids de foin à donner sans préciser la quantité de calories. Il y a quelques pages, vous avez pu lire qu'un nutritionniste pouvait calculer avec précision ce dont votre cheval a besoin, à partir d'une analyse du foin.

RÉSISTANCE À L'INSULINE

Un lien de causalité direct entre le SME et le PPID n'a pas encore été scientifiquement démontré, mais la réflexion allant de plus en plus en ce sens, on peut se dire que : « même si ça ne sert à rien, au moins ça ne peut pas faire de mal ». Et vu qu' il existe effectivement un lien entre le dérèglement du cortisol et la résistance à l'insuline (RI) [135], un régime anti-RI est certainement plus sain pour tous les individus.

La résistance à l'insuline étant directement liée à la fourbure, il est également mieux d'adapter l'alimentation afin d'empêcher la RI de s'aggraver ou d'apparaître, si votre cheval ne l'a pas déjà. N'oubliez pas que la douleur sévère, chronique ou récurrente, de la fourbure est ce qui motive le plus fréquemment une euthanasie.

L'automne est une période difficile pour les individus atteints de PPID. Les niveaux de GSEt de l'herbe d'automne sont élevés, les chevaux mangent plus avant l'hiver, la réponse insulinique est plus forte et il y a une augmentation saisonnière des mélanocortines. Alors, faites attention.

Certains granulés, vendus comme étant spécialement pour les chevaux âgés contiennent plus de 30 % de sucres et d'amidon. Ce ne sont pas de bons aliments en général et certainement pas pour un cheval atteint de PPID en surpoids et ayant une RI. Attention à bien lire l'étiquette.

Compléments

Selon une étude de 2019, les acides gras oméga-3 (obtenus à partir de micro-algues) peuvent avoir un effet bénéfique sur le métabolisme de l'insuline et les taux de triglycérides. Ils peuvent également être anti-inflammatoires [84]. Une autre étude a montré que les chevaux nourris avec des aliments enrichis en micro-algues séchées ont perdu du poids et que leur sensibilité à l'insuline s'est améliorée [238].

Complémenter en fibres prébiotiques peut, dans une certaine mesure, améliorer la sensibilité à l'insuline des chevaux obèses [55]. La pulpe de betterave contient beaucoup de pectine, une de ces fibres prébiotiques.

Comme souvent, pour ces types de compléments, vous trouverez à la fois des études qui en démontrent l'efficacité et des études qui ne peuvent pas en confirmer les effets positifs. Vu qu'ils sont généralement sans danger et qu'il y a beaucoup de preuves anecdotiques (utilisateurs satisfaits) à leur sujet, vous pouvez toujours les essayer.

MAGNÉSIUM ET CHROME

Selon une étude de 2016, le magnésium minéral pourrait augmenter la sensibilité à l'insuline chez des chevaux atteints de SME et ne présentant pas de carence en magnésium [183]. Dans cette étude, cependant, l'EEC, le CNS et le poids corporel ne diminuent pas. Une étude de 2011 n'a pu démontrer cet effet [73]. La différence de résultats pourrait être due au fait que les deux études ont utilisé des composés de magnésium différents, respectivement l'aspartate de magnésium et l'oxyde de magnésium.

Avec une carence en magnésium, le métabolisme des glucides se fait moins bien. Des recherches menées en 2020 ont montré que chez les chevaux souffrant de SME / dérèglement de l'insuline, la carence en magnésium est plus fréquente que chez les chevaux ne souffrant pas de ce trouble métabolique [225].

Le chrome pourrait augmenter la sensibilité à l'insuline chez les chevaux en bonne santé (c'est-à-dire non résistants à l'insuline), selon une étude réalisée en 2020 [23].
Nota bene : en Europe, le chrome n'est pas autorisé comme complément pour les chevaux.

La dose a son importance lorsque l'on utilise des prébiotiques. En fait, il s'agit de fructanes et en quantités excessives, ils perturbent le microbiome du gros intestin, ce qui peut contribuer négativement à l'apparition d'une fourbure liée au SRIS.

SOL, PLANTES ET MICROBIOME

Nous avons évoqué plus haut une alimentation saine, naturelle et variée, procurant les nutriments nécessaires. Elle commence en fait par un sol sain, où pousse une riche variété de plantes apportant toutes sortes de nutriments importants. Ceux-ci contribuent à un microbiome sain et équilibré dans les intestins (flore intestinale).

Alors, examinons le sol. De nombreux micro-organismes, insectes, vers et toutes sortes d'autres formes de vie vivent dans et sur un sol sain. Ce sol n'est ni trop sec ni trop humide, il favorise l'enracinement et contient de nombreux nutriments. Un sol sain est exempt de pesticides et d'engrais chimiques.

Des tas de plantes différentes y poussent et fournissent au cheval des substances nutritives essentielles comme les vitamines, minéraux, oligo-éléments et polyphénols. Les polyphénols sont des substances dont le rôle est important pour le système immunitaire et la guérison des maladies. Certains polyphénols, comme le resvératrol, ont des propriétés antioxydantes.

La diversité des espèces végétales augmente également la quantité de matière organique disponible pour le sol. Cela réduit le besoin de fertilisation.

Si vous ne disposez pas d'un pâturage aussi sain, vous pouvez emmener votre cheval manger sur le bord des chemins, où l'on trouve une plus grande variété de plantes. Vous pouvez également cueillir des plantes et les donner à votre cheval. L'ortie, le chardon, l'achillée millefeuille, le persil des vaches, le grateron, le pissenlit et le plantain sont faciles à trouver et excellents.

Ne les donnez pas en trop grandes quantités. Certaines plantes peuvent contenir beaucoup de fructanes ou plus de fer que ce qui est bon pour les chevaux.

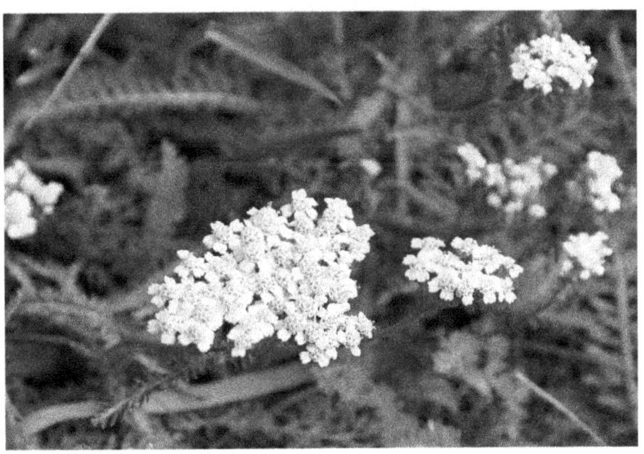

Achillée millefeuille
(photo : Robert Dlesk)

Microbiome

Le gros intestin constitue la plus grande partie (60 %) du système digestif du cheval. C'est là que s'y fabriquent, entre autres, d'importantes vitamines. Il est également la centrale énergétique du corps du cheval. Ces processus ne doivent évidemment pas être perturbés.

Les perturbations du microbiome intestinal sont également associées à une baisse de l'immunité, aux inflammations et à la fourbure. Autant de choses que vous voudrez éviter à tout prix chez n'importe quel cheval – et surtout chez un cheval atteint de PPID.

Les facteurs susceptibles de déséquilibrer ce microbiome sensible sont les régimes alimentaires riches en sucre et amidon et pauvres en fibres (herbe pleine de sucre, céréales, granulés), l'aliment distribué en repas ponctuels, l'exercice excessif, les maladies (notamment les coliques), l'infestation chronique par les vers, les médicaments (y compris les antibiotiques), les vermifuges et les engrais et pesticides résiduels dans les aliments.

Plus loin dans ce chapitre, vous découvrirez l'importance d'une vermifugation intelligente. Avec un cheval atteint de PPID, n'arrêtez pas de vermifuger pour le bien de sa santé intestinale, mais vermifugez à bon escient.

Certaines personnes donnent des probiotiques (bactéries bénéfiques) pour améliorer la flore intestinale. Les manno-oligosaccharides, la levure de bière et les bacilles lactiques sont couramment utilisés. Les preuves scientifiques de l'efficacité des probiotiques sont actuellement peu nombreuses [138].

TRAITER LES SIGNES CLINIQUES ET LES COMPLICATIONS

Au chapitre « Description », vous avez pris connaissance des signes cliniques qui affectent les chevaux atteints de PPID (voir page 28). Vous devrez traiter ou soigner certains d'entre eux.

Entretien du poil, hyper et hypohidrose

Pour faire face à l'hypertrichose et ses effets sur l'hyperhidrose, de nombreuses personnes tondent leur cheval atteint de PPID. Cela peut s'avérer indispensable, en particulier pendant les mois d'été ou lorsque le poil devient si long que des plaques de feutre commencent à se former.

Tondre permet de garder une peau saine et de détecter et traiter rapidement une dermatophilose ou autre maladie cutanée. Un pansage régulier permet aussi de repérer rapidement d'éventuelles blessures.

Les bonnes tondeuses coûtent assez cher. En louer une ou faire venir quelqu'un qui dispose du matériel et de l'expérience nécessaires est une bonne solution.

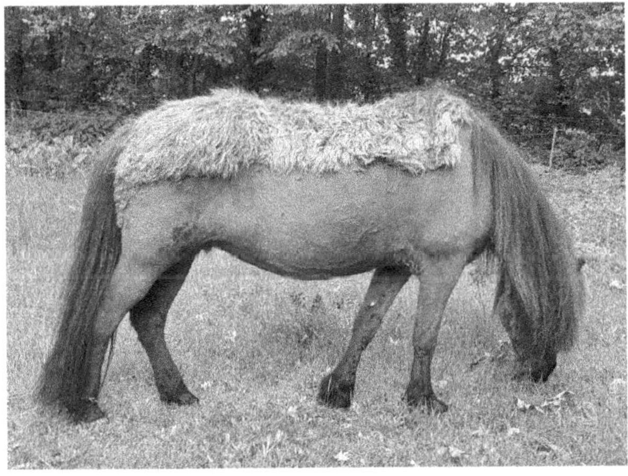

Un poney avec de l'hypertrichose, après une tonte
(photo : Jacqueline Verhagen)

Bien que les chevaux en bonne santé puissent presque toujours vivre sans couverture, il est parfois utile, voire nécessaire, d'utiliser une couverture pour garder un cheval tondu au chaud et au sec en automne et en hiver. Un imperméable ou une couverture de 100 grammes peuvent suffire. Faites simplement attention à ce que le cheval n'ait pas trop chaud. Cela signifie que vous devrez peut-être mettre et enlever la couverture plusieurs fois par jour. Chez un individu atteint d'hypertrichose sévère, le poil peut repousser très rapidement. Veillez donc à ne pas le laisser se promener inutilement avec une couverture.

Qu'ils souffrent ou non de PPID, plus les chevaux sont âgés, moins ils arrivent à réguler leur température corporelle. Ils supportent donc moins bien le froid en hiver, et en été, ils sont plus susceptibles de souffrir de la chaleur. Lorsqu'il fait chaud, les chevaux atteints d'hypertrichose ou d'hypohidrose doivent pouvoir s'abriter à l'ombre.

Soins dentaires

La majorité des chevaux atteints de PPID sont déjà âgés et la vieillesse s'accompagne de troubles. Concernant leur dentition, ils peuvent avoir une parodontite, perdre des dents ou présenter une usure anormale des tables dentaires (e.a. des surdents). Chez les chevaux âgés, les soins dentaires sont plus importants que chez les jeunes chevaux. Dans le cas du PPID, ils sont encore plus nécessaires.

Parodontite
Catégorie d'affections inflammatoires affectant le tissu de soutien des dents.

Se contenter de tirer la langue sur le côté pour voir les molaires du fond n'est pas une méthode fiable pour détecter les anomalies dentaires et elle est même parfois dangereuse.

Bien que les chevaux ayant à la fois un PPID et un SME soient souvent en surpoids, ce n'est certainement pas le cas de tous les chevaux atteints de PPID, surtout des plus âgés qui sont souvent trop maigres. Si leur dentition est mal entretenue, ils seront plus difficiles à garder en état.

Chez les jeunes chevaux en bonne santé, les molaires sont bien rangées les unes contre les autres et constituent une unité fonctionnelle. Chez les chevaux âgés, on observe souvent des espaces trop importants entre des molaires. C'est ce qu'on appelle des diastèmes. La nourriture peut y rester coincée, ce qui est susceptible d'entraîner toutes sortes de problèmes comme la formation de boulettes et les infections gingivales. Des diastèmes peuvent également apparaître entre les dents de devant. En raison d'une sensibilité accrue à l'inflammation, la santé des gencives est directement menacée. Demandez à votre dentiste équin ce qu'il peut faire pour remédier à ce problème.

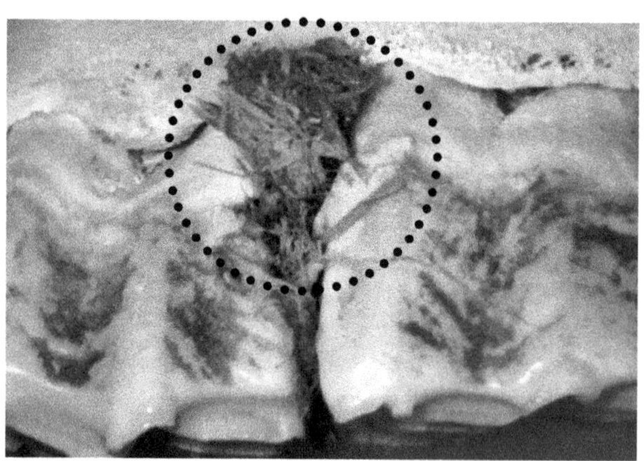

Formation de boulettes
(photo : Cedric Coucke)

À la page 41, nous avons abordé le problème de l'EOTRH. Chez les chevaux qui en souffrent, il faut absolument faire appel aux services d'un dentiste équin pour des contrôles réguliers. Dans certains cas, il faudra procéder à l'extraction de dents.

Il est préférable de convenir avec votre dentiste d'un calendrier de visites régulières, adapté aux besoins d'un cheval atteint de PPID. Le minimum est de deux fois par an.

Infections, inflammations et soins des plaies

Les chevaux atteints de PPID ont souvent un système immunitaire perturbé, ce qui augmente le risque d'infections. Les plaies, les infections et les inflammations doivent être traitées rapidement et vigoureusement, éventuellement à l'aide d'antibiotiques.

Soyez attentif et réactif lors de l'apparition de plaies, d'infections et d'inflammations. Une sinusite s'accompagne par exemple d'une odeur nauséabonde et d'un écoulement jaunâtre des naseaux. Les couvertures peuvent commencer à frotter et provoquer des blessures, tout comme les hipposandales portées pendant une durée prolongée. Les chevaux affaiblis sont parfois durement remis à leur place par leurs congénères. Les morsures et les coups de pied ne sont pas rares.

Un masque anti-mouches, une lampe anti-mouches ou toute autre forme de contrôle des mouches pendant les mois d'été permet de réduire le risque d'ophtalmie.

En cas de doute sur la gravité d'un trouble, faites toujours appel à un vétérinaire. Le plus tôt sera le mieux. Chez un cheval atteint de PPID, une simple inflammation peut rapidement devenir incontrôlable.

SMEGMA

Lorsque le smegma s'accumule, le fourreau et l'intérieur des postérieurs sont souillés. Nettoyez-les régulièrement à l'eau tiède avec une éponge. Ôtez également les haricots (voir page 39) Le cheval doit avoir le pénis sorti du fourreau ou vous devez le sortir en douceur. Pour nettoyer l'intérieur du fourreau, mettez des gants jetables. Le smegma accumulé dégage une odeur nauséabonde.

Les hongres et les entiers n'apprécient pas tous que l'on touche leurs parties nobles. Avec de l'entraînement, la plupart d'entre eux peuvent apprendre à s'y habituer. Si nécessaire, demandez à un tiers de soulever un antérieur pendant que vous procédez au nettoyage. Ainsi, vous risquerez moins de vous faire taper. Certains chevaux ont besoin d'une légère sédation avant que vous ne puissiez faire quoi que ce soit. Si votre cheval a eu un sédatif pour l'entretien de ses dents, c'est le moment d'effectuer également le grand nettoyage de ses parties génitales.

VERMIFUGES

Les chevaux atteints de PPID sont plus sensibles aux infestations par les vers. Les vermifuges ont une rémanence plus réduite chez eux que chez leurs congénères en bonne santé [132]. Ce phénomène est attribué à la baisse d'immunité associée au PPID.

Effectuez régulièrement des coproscopies pour déterminer le type et la quantité de parasites. Il est également recommandé d'effectuer un test sanguin pour détecter le ténia. Vermifugez soigneusement, selon un calendrier bien établi, et avec les anthelminthiques appropriés. Consultez votre vétérinaire pour savoir comment procéder.

VACCINATIONS

Veillez à ce que les vaccinations soient à jour. Les chevaux atteints de PPID peuvent être plus sensibles aux infections, mais ils ont toujours une bonne réponse immunitaire à la vaccination. Concernant les vaccins contre la rhino (rhinopneumonie / EHV) et le virus de la fièvre de West-Nile elle est cependant moindre [56].

Fourbure

Si votre cheval est fourbu, sortez-le immédiatement du pré. Installez-le dans le paddock ou le manège et veillez à ce qu'il puisse s'y allonger confortablement et au sec. Il appréciera une épaisse couche de paille ou de sciure.

Mettez-lui de l'eau propre à disposition, donnez-lui du foin grossier, de préférence ayant trempé au préalable dans de l'eau chaude (voir encadré page 132). Ne lui donnez aucun aliment riche en sucre ou en amidon ; même pas une poignée de grains ou une demi-pomme. Il doit avoir une pierre à lécher à disposition. Vous pouvez éventuellement lui donner chaque jour deux cuillères à soupe de sel iodé.

Donnez-lui du magnésium pour augmenter sa sensibilité à l'insuline [184]. S'il s'avère plus tard qu'il n'est pas résistant à l'insuline, le magnésium ne peut pas lui faire de mal sauf s'il a des problèmes rénaux.

Appelez en premier lieu le vétérinaire, dites-lui que votre cheval est fourbu et souffre de PPID. Appelez ensuite votre professionnel des soins aux sabots pour qu'il pare bien les pieds et ôte les fers si nécessaire.

Demandez conseil à votre professionnel des soins aux sabots pour le choix d'hipposandales. Il existe des hipposandales thérapeutiques spécialement conçues pour les chevaux fourbus. Nous reviendrons sur le sujet des hipposandales. Si vous n'en n'avez pas, vous pouvez fabriquer des semelles de secours en attendant. En encadré vous pouvez lire comment faire. Si vous n'êtes pas très bricoleur, votre professionnel des soins aux sabots sera sans doute prêt à vous aider.

Suivant la gravité de l'état de votre cheval, le vétérinaire peut vouloir le soigner en clinique. Les chevaux fourbus au point de ne plus pouvoir rester longtemps debout ou qui n'arrivent plus à se relever seront mieux en clinique que chez eux. C'est le cas s'il y a des complications graves comme une perforation de la sole ou un désabotage (la totalité de la boîte cornée qui se détache). Chez un cheval avec de tels problèmes, le processus de guérison nécessite des soins et une surveillance intensifs, impossibles à réaliser en dehors d'une clinique.

Le repos en box n'est presque jamais une solution. Comme votre cheval ne peut pas suffisamment bouger dans un box, l'irrigation des sabots se fait alors moins bien. À cela s'ajoute le stress et ses effets hormonaux indésirables (augmentation de l'ACTH et du cortisol), en particulier pour les chevaux qui sont toujours libres de leurs mouvements.

Faites en sorte que votre cheval puisse se déplacer doucement et selon ses besoins. Mais… ne le faites pas s'il va

SEMELLES DE SECOURS

Pour protéger temporairement des sabots douloureux, fabriquer des semelles de secours avec un coussin pour genoux de jardinage est simple et rapide.

- Le sabot doit d'abord être propre et sec et de préférence, bien paré.
- Poser le pied sur le coussin de deux centimètres d'épaisseur.
- Tracer le contour du sabot sur ce coussin à l'aide d'un feutre.
- Découper le long de ce contour.
- Prendre le pied et appuyer la semelle découpée contre la sole du sabot.
- Utiliser du ruban adhésif pour la fixer. Passer d'abord un tour de ruban sous le pied et la semelle, d'un côté du sabot jusqu'à l'autre.
- Placer ensuite une compresse de gaze sur les glomes pour les protéger de la colle du ruban adhésif. Et maintenant emballer de ruban adhésif le sabot et la semelle.

mal au point que tout mouvement soit pour lui trop douloureux. Demandez à votre vétérinaire ce qu'il conseille pour calmer la douleur.

Si vous ne disposez pas d'un paddock ou d'une carrière pour y installer votre cheval, essayez de créer une solution provisoire à l'aide de ruban électrifié ou bien en reliant plusieurs boxes pour créer une stabulation.

Il y a bien sûr des situations où, pour la guérison, le repos en box primera sur le mouvement. Dans le cas de complications sévères comme une perforation de la sole, par exemple. Demandez à votre vétérinaire comment faire pour que cette période dure le moins longtemps possible.

Soins aux sabots en cas de fourbure

Bien que la fourbure ne soit probablement pas une manifestation clinique directe du PPID, mais une conséquence du SME / dérèglement de l'insuline, nous la considérerons comme telle dans cet ouvrage. D'après les statistiques les plus positives, chez les individus atteints de PPID, un sur trois souffre également de SME / DI et présente donc un risque élevé de fourbure endocrinopathique.

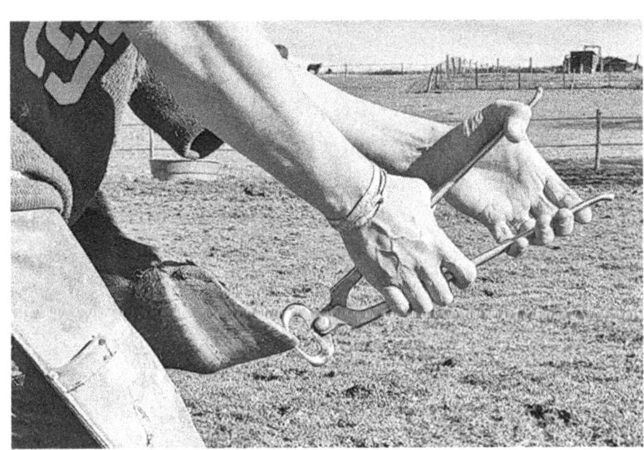

À son premier stade, cette forme de fourbure est moins douloureuse que les deux autres (liée au SRIS et traumatique), mais si vous ne faites rien, la fourbure endocrinopathique finira elle aussi par devenir extrêmement douloureuse et par endommager sérieusement les sabots. Des soins réguliers et professionnels sont essentiels pour un cheval atteint de PPID et fourbu. Ces soins comprennent parage, protection du sabot et traitement des complications de la fourbure.

Parage

Le parage d'un sabot fourbu ne diffère pas énormément de celui d'un sabot sain. Le professionnel averti va, dans les deux cas, commencer par équilibrer le pied, corriger sa forme et optimiser la répartition des forces. Le cheval fourbu s'en trouvera immédiatement soulagé et récupérera plus rapidement grâce aux améliorations apportées ainsi au mécanisme du pied. En résumé, l'objectif du parage est de stimuler la pousse d'une boîte cornée saine autour des parties internes. La boîte cornée est un peu comme la chaussure des parties internes du pied. Si cette chaussure lui va mieux le cheval marchera mieux et guérira plus rapidement.

Retournez jeter un coup d'œil à la page 48 si vous avez besoin de rafraîchir vos connaissances sur l'anatomie du sabot du cheval.

Étant donné que l'arrière du sabot n'est en général pas affecté par la fourbure, on cherche à ce que le cheval y reporte son poids. Cela apporte un bon amortissement, améliore l'irrigation sanguine et assure un bon déroulé du pied.

Un deuxième objectif et point essentiel du parage est de supprimer la pression subie par la connexion lamellaire endommagée afin que celle-ci puisse enclencher son processus de guérison. Nous ne voulons pas non plus que la pointe de l'os du pied appuie sur la sole.

En ce qui concerne ces deux derniers points, il faut donc faire en sorte que l'os du pied se retrouve en position parallèle au sol dès que le cheval prendra appui sur son sabot en marchant.

Il est impossible de décrire en une page tous les détails d'un parage, mais cela revient en gros à :

- Maintenir les talons bas pour les aligner le plus rapidement possible sur la partie la plus large de la fourchette, avec éventuellement un léger chanfrein. Ce, pour favoriser un poser du pied en talon. L'os du pied viendra ainsi, à l'appui, se mettre en position parallèle au sol.
- Supprimer la pression en quartiers (les côtés) afin d'améliorer la condition des cartilages ungulaires.
- Raccourcir et arrondir la paroi en pince. Le fait qu'elle ne soit plus en contact avec le sol permet de

soulager la connexion lamellaire endommagée. Si nécessaire, on râpe en partie le coin nécrotique (voir encadré « Reconnaître une fourbure » à la page 71).

- Pour la même raison, on ôtera les parties évasées.
- Ne pas toucher à la sole afin de protéger le plus possible l'os du pied.
- Raccourcir les barres afin de diminuer la pression sur les tissus sous-jacents du pied.
- Conserver à la fourchette sa fonction d'amortissement et de support. Le professionnel des soins aux sabots ôtera les parties qui obstruent les lacunes car les saletés ne doivent pas s'y accumuler.
- Couper et désinfecter les parties de la fourchette ou de la ligne blanche abîmées par des bactéries ou des mycoses.

FRÉQUENCE

Les sabots d'un cheval fourbu doivent être parés bien plus souvent que ceux d'un cheval en bonne santé. Au début, le professionnel des soins aux sabots devra sans doute passer toutes les trois semaines. Plus tard ce sera toutes les cinq semaines. Il sera peut-être nécessaire de passer vous-même un coup de râpe entre deux de ses visites (voir l'encadré de la page suivante). Votre professionnel des soins aux sabots vous expliquera exactement ce qu'il faut faire ou ne pas faire.

Tant que le sabot n'aura pas retrouvé sa forme et son équilibre, les forces s'exerçant sur les partie malades entretiendront le problème. Votre professionnel des soins aux sabots veut y remédier le plus rapidement possible. Voilà pourquoi il vous proposera de venir aussi souvent.

Le remède ne devant pas être pire que le mal, il ne va donc pas, par exemple, abaisser des talons trop hauts en une fois mais par étapes. Il va ainsi éviter d'augmenter brutalement la tension exercée par le tendon fléchisseur profond du doigt. Il se peut également que le sabot soit tellement déformé que cela entrave sa vascularisation. Certains acides aminés essentiels pour sa croissance n'atteignant plus toutes les parties du sabot, votre cheval va avoir alors des pieds en forme de cloche avec talons très longs. Un parage fréquent permettra de résoudre ce problème.

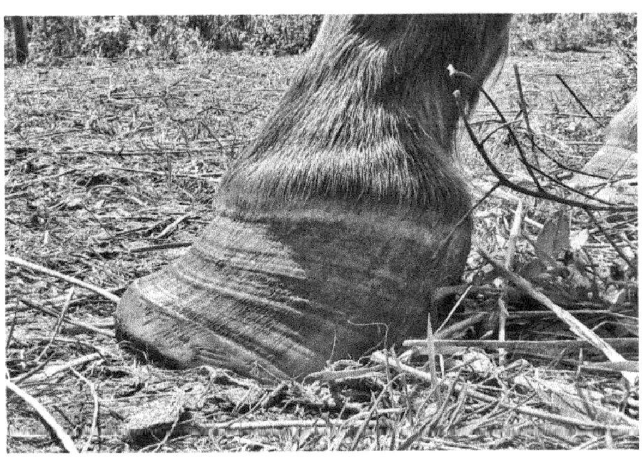

Sabot en forme de cloche et aux talons trop longs

ENTRETENIR SOI-MÊME LES SABOTS

Le parage d'un sabot fourbu demande de l'expérience, du savoir-faire, des connaissances et des compétences que ne possèdent pas la plupart des propriétaires de chevaux. Tout simplement car c'est souvent la première fois qu'ils ont affaire à un tel sabot. C'est pourquoi il faut faire appel à un professionnel des soins aux sabots ; même si vous parez déjà les pieds de vos autres chevaux. Mais en accord avec le professionnel des soins aux sabots, il y a des choses utiles que vous pouvez faire entre deux de ses passages. Il peut vous expliquer comment garder le sabot assez court en pince afin que celle-ci ne soit pas en contact avec le sol. Cela permet de supprimer toute pression sur la connexion lamellaire endommagée et d'accélérer la guérison. La même chose en ce qui concerne les évasement de la paroi.

Certaines complications comme une pourriture de la fourchette ou une maladie de la ligne blanche doivent être traitées quotidiennement. Vous pouvez vous en charger une fois que votre professionnel des soins aux sabots aura coupé tout cela proprement et mis en route un traitement. Il vous indiquera quels produits utiliser.

Ne vous amusez pas à couper ou râper un sabot fourbu de votre propre initiative. Vous risquez fort de faire plus de mal que de bien. Demandez à votre professionnel des soins aux sabots si vous pouvez faire quelque chose et surtout, comment procéder. Demandez-lui aussi de contrôler votre travail.

En France et en Belgique, il existe des cours d'initiation aux bases du parage. Ils valent la peine d'y participer. Nous tenons à préciser qu'un tel cours ne vous forme pas à devenir un professionnel des soins aux sabots. Il sert uniquement à vous donner les capacités nécessaires pour entretenir les sabots de votre cheval entre les visites du pareur.

UN PROFESSIONNEL DES SOINS AUX SABOTS EST-IL DIFFÉRENT D'UN MARÉCHAL-FERRANT ?

Pareur, maréchal-ferrant, spécialiste *natural balance* ou même podologue équin, ne sont que des termes servant à désigner les personnes dont la profession est de soigner les sabots des chevaux ; des confrères.

Toute personne de métier munie d'une pince à parer, d'une râpe, d'une reinette venant s'occuper des sabots d'un cheval est un professionnel des soins aux sabots. Ce terme les désigne tous en général. Lorsqu'il s'agit de poser une ferrure, c'est le travail d'un maréchal-ferrant. Cette ferrure peut être en métal ou en synthétique et le maréchal-ferrant peut essayer avec celle-ci d'imiter le pied-nu.

Les hipposandales font partie de l'approche pieds nus. Elles peuvent être retirées et rangées après utilisation. La ferrure synthétique que l'on colle est un cas frontière.

Faire venir si souvent un professionnel des soins aux sabots a un coût certain, mais il vous en coûtera bien plus cher si vous ne le faites pas. Mégoter sur les soins aux sabots ne fait qu'en retarder la guérison. Les factures de vétérinaire vont alors s'accumuler et elles sont bien plus élevées que celles d'un professionnel des soins aux sabots.

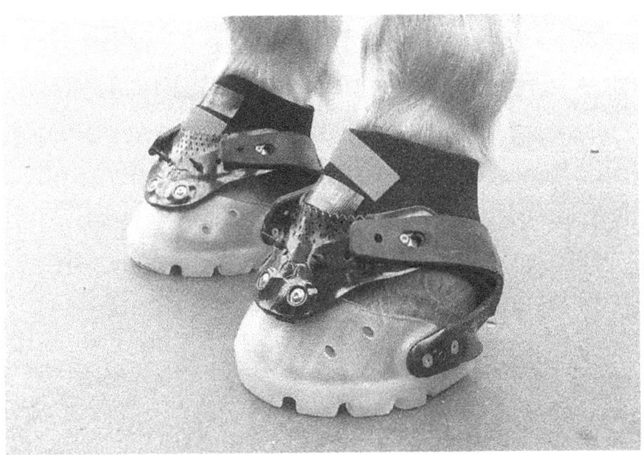

Hipposandales faits pour monter
(photo : Mirjam van Hoorn)

PROTECTION DU SABOT

Protéger le sabot implique l'application temporaire ou à long terme de matériaux ou d'objets sur ou autour du sabot pour en assurer le confort, en prévenir l'usure, en modifier la répartition des forces et, dans le cas de la fourbure, en accélérer la guérison ou du moins arrêter la progression de l'affection.

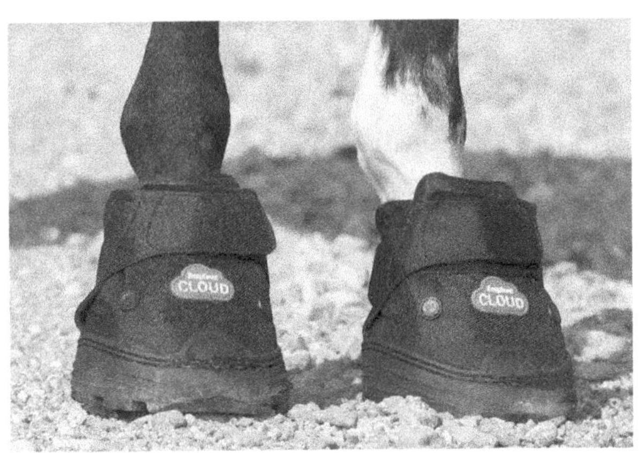

Hipposandales thérapeutiques
(photo : Valley Vet Supply)

HIPPOSANDALES

Les hipposandales sont un outil permettant de traverser plus facilement, rapidement et sans douleur la première étape vers la guérison. Au bout d'un certain temps, elles deviennent inutiles. Si votre cheval atteint de PPID et fourbu a mal aux pieds, il faut tout de suite penser aux hipposandales. Pourquoi le laisser souffrir alors qu'il est si facile d'y remédier ?

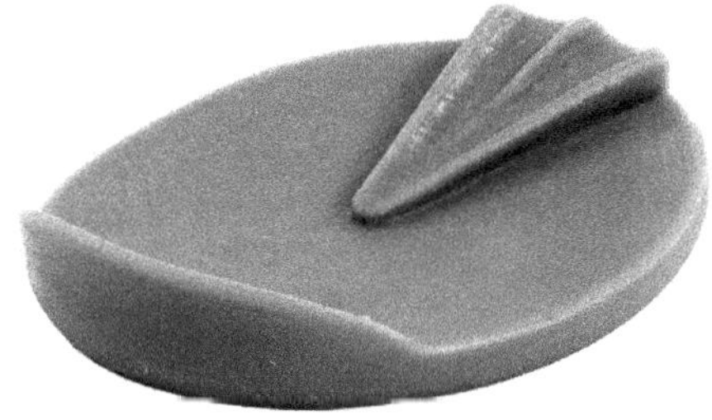

Semelle avec soutien de la fourchette
(photo : Soft-ride)

Le fait de pouvoir bouger sans avoir mal va améliorer la vascularisation de tous les tissus du pied. Grâce au mouvement, l'accumulation de liquide (œdème) des tissus malades va disparaître plus rapidement. Un derme solaire inflammé et sensible se rétablit plus vite avec des hipposandales. Les abcès apparaissent moins souvent chez les chevaux qui ont des hipposandales. Et n'oublions pas que le mouvement permet de brûler les sucres et donc de perdre du poids. Il augmente également la sensibilité à l'insuline [85].

Contrairement aux ferrures thérapeutiques avec soutien de la fourchette (fers en cœur), les hipposandales relâchent la pression à chaque fois que le sabot ne touche plus le sol. Ce qui est particulièrement important pour la l'irrigation sanguine. En effet, la circulation sanguine dans la jambe du cheval est stimulée par l'alternance de pression et de relâchement de la pression dans le sabot (mécanisme du pied).

Avec des hipposandales on peut se remettre plus rapidement à avoir des activités agréables avec son cheval. Grâce aux hipposandales certains arrivent enfin à se sortir du cycle incessant de fourbure-guérison-rechute de fourbure. Ce ne sera pas la première fois que des hipposandales évitent l'euthanasie à un cheval.

L'avantage de celles-ci est de pouvoir être mises et retirées à volonté, ce qui permet de parer les sabots régulièrement et à des intervalles rapprochés. Ce n'est pas le cas avec une ferrure thérapeutique qui ne fait que déplacer le problème. Plus la visite du maréchal-ferrant est ancienne, moins l'effet désiré par lui est encore présent.

Le professionnel des soins aux sabots ou le *bootfitter* peuvent proposer différentes semelles ayant un effet protecteur et amortisseur pour les pieds douloureux du cheval. On peut couper ou râper l'extérieur de l'hipposandale pour ajuster parfaitement le point de déroulement du pied.

À l'exception des modèles thérapeutiques, les hipposandales ne sont pas faites pour être portées en permanence. Si vous voulez le tenter, choisissez un modèle léger. Elles doivent aller à la perfection, ne pas causer de frottements et l'eau doit s'évacuer facilement. Vous pouvez éventuellement protéger la couronne et les glomes avec un bandage autocollant, des chaussettes ou un peu de vaseline.

Il existe à l'heure actuelle des protections de sabot qui sont à mi-chemin entre hipposandale et ferrure collée. Elles ressemblent à des hipposandales que l'on collerait. Leur inconvénient est de ne pas permettre un parage régulier mais leur avantage est d'offrir une protection 24h / 24.

FERRURE

En cas de fourbure, un maréchal-ferrant utilisera une ferrure thérapeutique. Son premier objectif est de soulager les signes cliniques c.q. complications. Il est vrai que certaines ferrure peuvent avoir un effet positif sur un des éléments de l'anatomie du sabot ou sur le fonctionnement biomécanique d'un tissu. Mais tous les inconvénient de la ferrure ne disparaissent pas pour autant et ils sont nombreux.

INCONVÉNIENTS

Le mécanisme du pied n'est plus optimal alors qu'il est essentiel pour la guérison. De plus, toute la force avec laquelle les sabots se posent sur le sol est transmise par les fers à la connexion lamellaire. Cette dernière étant endommagée, elle n'est pas capable de l'encaisser (c'est également le cas dans un sabot sain). C'est-ce que nous appelons une charge périphérique.

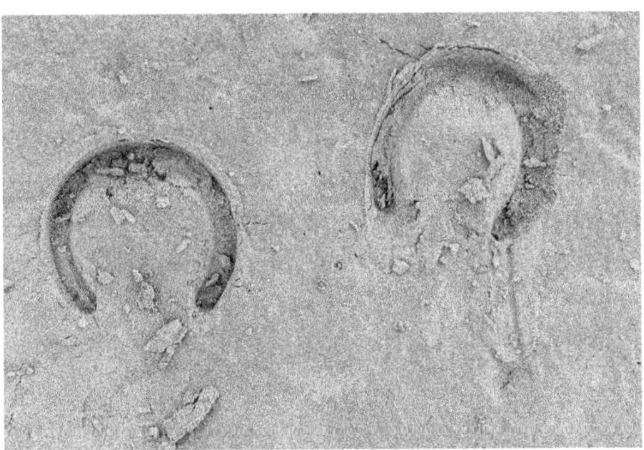

Charge périphérique due au fer

Voici quelques autres inconvénients de la ferrure :

- On ne peut pas râper la paroi entre deux ferrages.
- Le fer est fixé avec des clous, des vis ou de la colle à une paroi partiellement détachée. Alors que le sabot, au cours du processus de guérison, essaie de faire pousser une nouvelle paroi saine, le fer va contrecarrer la croissance d'un tissu sain : la connexion lamellaire. Celle-ci va se détacher.
- La sensibilité de la sole est un indicateur d'amélioration ou de détérioration de la situation. Mais lorsque le pied est ferré, la sole ne touche pas le sol et empêche cette observation. Par ailleurs, la sole ne peut pas suffisamment durcir, alors qu'une sole solide apporterait une protection supplémentaire à l'os du pied qui s'appuie sur elle depuis l'intérieur.
- La flexibilité de la sole se réduit également augmentant ainsi le risque de bleimes et d'abcès. La sensibilité du pied s'en trouve aggravée et rendra le cheval encore plus réticent à se déplacer alors qu'il en a besoin.
- Un fer en cœur exerce une pression continue sur le coussinet digital. Celui-ci a justement besoin que s'exerce sur lui alternativement pression et décompression pour rester en bonne santé.

- Un fer dont les branches ou les éponges sont plus épaisses pour réduire la tension sur le tendon fléchisseur profond du doigt vont augmenter la pression sur la pointe de l'os du pied et sur la connexion lamellaire à l'avant du sabot.
- Les sabots sont moins sensibles. Le cheval ne sent pas le sol sur lequel il marche. Il trébuche plus souvent et glisse parfois. Pour un cheval fourbu cela est douloureux et il va finir par se déplacer moins qu'il n'aurait besoin de le faire.

Si on veut ferrer son cheval malgré ces inconvénients, il faudrait opter pour un fer synthétique plutôt que métallique et pour de la colle plutôt que des clous.

La tentation de ferrer un cheval fourbu est bien compréhensible. Il a l'impression de pouvoir tout à coup marcher sans avoir mal. Il aura même tendance à bouger plus, plus longtemps et plus vite que ce que les tissus en voie de guérison ne peuvent supporter. Ce bénéfice apparent d'une suppression de la douleur est une vision à court terme car il ne fait que prolonger le problème et reculer le moment de la guérison.

Ferrure synthétique

La ferrure synthétique fait partie de l'assortiment des professionnels des soins au sabots ainsi que de celui des maréchaux. Ce type de protection du sabot peut être entièrement en synthétique ou avoir une base en métal. La première est meilleure que la seconde. Et coller vaut mieux que clouer. Comme pour les ferrures métalliques, il existe des variantes thérapeutiques avec support de fourchette et « ouverture en pince ».

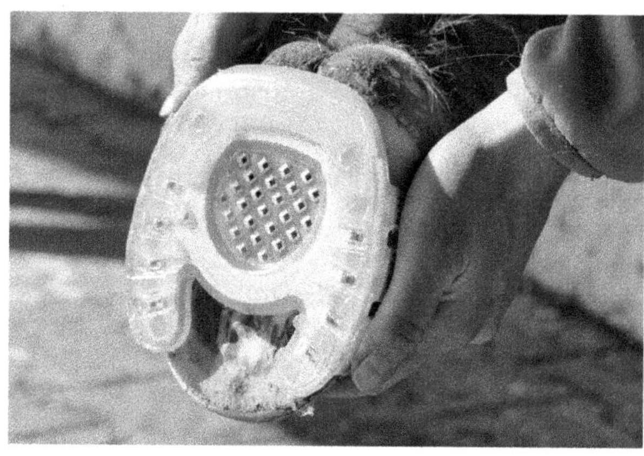

Fer thérapeutique en synthétique *(photo : Duplo)*

La ferrure synthétique présente certains inconvénients semblables à ceux des fers. Les hipposandales connaissent aussi par ailleurs certains de ces inconvénients. La force d'inertie par exemple (ce que l'on ressent dans une voiture qui prend un virage serré) qui agit sur les os, les articulations et les capillaires. Cependant, durant la période de rétablissement, le cheval ne va sans doute que faire du pas, ce qui ne crée pas trop de force d'inertie.

Mais comme avec une ferrure classique, la charge est périphérique. Avec une ferrure collée, le cheval ne sent pas bien le sol et risque de trébucher plus souvent. Vous n'allez pas non plus pouvoir passer régulièrement un coup de râpe pour raccourcir la pince et les talons. Une ferrure, de quelque matériau qu'elle soit, augmente la longueur de la pince et du même coup l'effet de levier s'exerçant sur une connexion lamellaire douloureuse.

Complications de la fourbure

La fourbure s'accompagne de complications spécifiques qui nécessitent des soins et une attention particulière.

Abcès du pied

Ouvrir un abcès pour laisser le pus s'en écouler procure un soulagement immédiat. Mais cette opération doit absolument s'effectuer de façon stérile. Elle est donc du ressort du vétérinaire et pas du professionnel des soins aux sabots. L'outillage de ce dernier n'est pas stérile et il ne peut assurer le suivi nécessaire. Si les choses se passent mal on se retrouve avec de nouveaux abcès, une infection ou une septicémie.

À l'aide d'une pince à sonder ou d'une radiographie, le vétérinaire va d'abord localiser l'abcès et déterminer l'épaisseur des tissus environnants (sole, ligne blanche, paroi). Il va ensuite faire une ou plusieurs petites ouvertures pour drainer le pus de l'abcès avant de rincer la plaie avec un désinfectant.

Après l'ouverture d'un abcès, le sabot doit être nettoyé soigneusement avec par exemple de la teinture d'iode. Cette opération doit être renouvelée quotidiennement pendant une semaine, ou aussi longtemps que nécessaire pour nettoyer complètement la plaie. Le vétérinaire voudra également savoir si votre cheval est à jour de son vaccin contre le tétanos.

Il vaut mieux éviter d'ouvrir un abcès et attendre plutôt qu'il mûrisse et sorte de lui-même. Afin d'accélérer le processus de maturation, certains font tremper le pied dans de l'eau chaude additionnée de savon de Marseille. Bien que cela soit efficace, n'oubliez pas que la sole et la ligne blanche vont en être affaiblies. Le risque que de nouvelles bactéries pénètrent le pied est alors plus élevé. Un abcès septique peut alors se développer.

Un abcès peut sortir en couronne. Le trou va alors migrer vers le bas au fur et à mesure de la croissance de la paroi (photo à la page suivante). Il faut bien le surveiller car il est possible qu'un champignon s'y installe. En ce cas il faut le traiter avec un fongicide. La plupart du temps, un peu de vinaigre blanc de cuisine auquel on aura ajouté quelques gouttes d'huile essentielle d'arbre à thé (ou : *tea tree*) suffira.

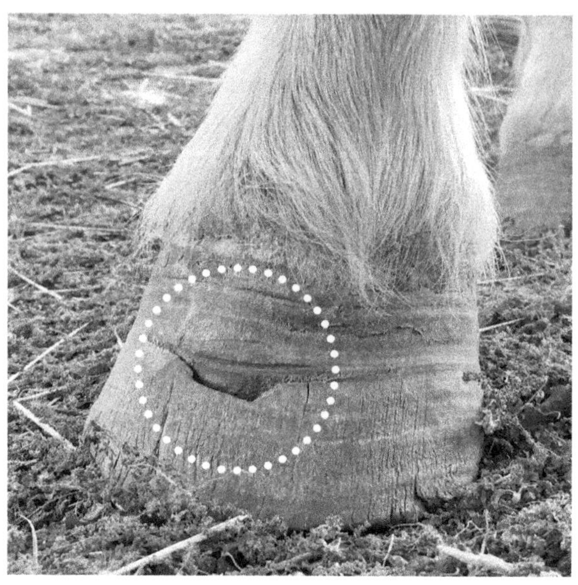

Ancienne sortie d'abcès

Ostéite

Une fourbure avancée s'accompagne malheureusement de graves complications. C'est au vétérinaire ou au chirurgien vétérinaire qu'il incombe de les traiter. L'ostéite est l'une d'entre elles. Il s'agit d'une inflammation de l'os. L'ostéite de l'os du sabot est une complication fréquente de la fourbure chronique avancée.

En cas d'ostéite septique (en présence de germes), l'os doit être chirurgicalement cureté et rincé. Dans la variante aseptique, ce n'est pas le cas.

Perforation de la sole

L'os du pied peut basculer et appuyer sur la sole à tel point que celle-ci n'est plus capable de résister. La pointe de l'os perce alors la sole et est visible de l'extérieur. C'est ce qu'on appelle une perforation de la sole. C'est une complication douloureuse qui fait courir de gros risques d'infection.

Le professionnel des soins aux sabots, en concertation ou collaboration avec le vétérinaire, essaiera de réaligner au mieux l'os du pied par le parage afin d'éviter une aggravation. La plaie doit être bien nettoyée et un pansement sera mis sur le pied. On peut également utiliser des hipposandales. À l'endroit où l'os à nu toucherait l'hipposandale on peut creuser une cavité dans la semelle de celle-ci. L'hipposandale doit être constamment gardée propre et désinfectée. Le vétérinaire prescrira des antibiotiques.

Maladie de la ligne blanche

C'est une atteinte de la paroi et parfois des tissus sous-jacents, à la fois par des bactéries et des champignons.
Le professionnel des soins aux sabots peut la traiter. Il lui faudra souvent ôter la partie endommagée de la paroi. Vous devrez ensuite traiter régulièrement cette zone abîmée. Il existe toute une variété de produits à cette fin, des remèdes faits-maison ou bien industriels. Le professionnel des soins aux sabots ou le vétérinaire choisira le produit le plus approprié en fonction de la gravité des dommages. Ne choisissez pas vous-même un truc au hasard. Plus le produit est agressif, plus on risque de léser ou de déshydrater le tissu sain ou la nouvelle corne.

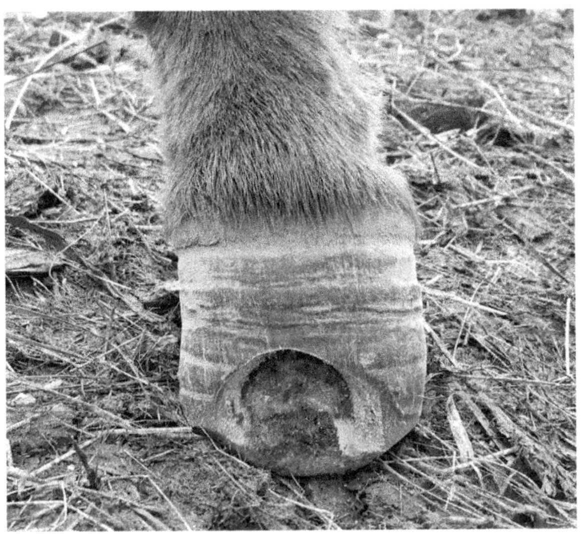

Stade avancé de la maladie de la ligne blanche chez un âne

Il est bon de savoir que la maladie de la ligne blanche ne peut survenir que si la qualité de la corne de la paroi a diminué. Les bactéries et champignons ne sont donc pas les principaux responsables. Il faut chercher à savoir pourquoi la qualité de la corne s'est dégradée. L'alimentation est souvent en cause. Une carence de certains oligo-éléments et acides aminés, des déséquilibres entre le fer, le cuivre, le zinc et le manganèse, sont à mettre en relation avec une corne de mauvaise qualité.

Des causes mécaniques comme une paroi trop longue ou des défauts d'aplombs qui surchargent la paroi peuvent créer des dommages et une porte d'entrée aux champignons. Dans le cadre d'une fourbure, la déformation de la paroi fait partie des causes connues.

Les crottins et l'urine agressent les kératinocytes. Un sol trop humide ramollit la sole et la ligne blanche tandis que des sabots trop secs peuvent facilement se fendre. Le champignon mettra immédiatement ces occasions à profit. Les trous laissés par les clous d'une ferrure sont souvent le point de départ d'une maladie de la ligne blanche.

INTERVENTIONS CHIRURGICALES

Lorsque le vétérinaire commence à parler d'intervention chirurgicale pour lutter contre une fourbure chronique, vous pouvez être sûr que l'affection est avancée. Une section du tendon et une résection de la paroi du sabot sont les interventions chirurgicales les plus courantes.

SECTION DU TENDON

Pour une section de tendon (appelée aussi ténotomie), le chirurgien vétérinaire va inciser le tendon fléchisseur profond du doigt. L'objectif de cette procédure est d'annihiler la force de traction exercée par le tendon sur l'os du pied afin d'éliminer la rotation de cet os. Pourtant, cette force de traction n'est pas la source du problème. La rotation est principalement causée par le fait que la connexion lamellaire et le tendon extenseur n'arrivent pas à opposer une force contraire suffisante à celle exercée par celle du poids du cheval.

Œdème, douleur, ostéite (inflammation osseuse), prolifération de tissu de granulation, arthrose, déformations de l'articulation et contraction permanente du tendon sont des complications pouvant survenir et qui impliquent des soins intensifs sur le long terme.

Résection

Une résection consiste à enlever une partie de la paroi. Le maréchal-ferrant de la clinique vétérinaire le fait tout d'abord pour soulager la pression et améliorer la circulation sanguine. Il veut que la pousse du sabot se déroule mieux.

Mais cela ne doit avoir lieu que si le vétérinaire ou le maréchal d'une clinique ne voient pas d'autres possibilités. Les risques d'inflammation, d'abcès ou de prolifération du tissu de granulation sont très présents. Cela peut également créer trop de pression sur le reste de la paroi. Si toute la connexion lamellaire est mauvaise, on ne fait que déplacer le problème. Le risque de rotation ou de descente distale de l'os du pied augmente.

Mouvement

Ce qui a été dit précédemment à propos de l'alimentation s'applique également à l'exercice. C'est l'un des aspects des conditions de vie de votre cheval sur lequel vous pouvez avoir un contrôle total. Son grand avantage est qu'il s'agit d'une méthode de traitement qui ne coûte rien.

Les chevaux âgés sont déjà moins actifs que leurs cadets. Notamment parce qu'ils sont montés moins souvent. Pour eux, mais certainement aussi pour les

COMMENT SAVOIR À QUEL MOMENT LA FOURBURE EST GUÉRIE ?

La disparition des signes cliniques décrits à la page 71 (encadré « Reconnaître une fourbure ») signent la fin de la phase aiguë. Un Obel 0 (page 73) est bien sûr une bonne nouvelle. Le professionnel des soins aux sabots va aussi remarquer, en soignant le sabot, ce que vous ne voyez pas forcément. Alors, si vous avez des doutes, demandez-lui s'il pense comme vous que le plus dur est passé.

Pour plus de certitudes, le vétérinaire peut de nouveau procéder à un examen clinique et faire des radios. Une prise de sang et des radios peuvent clarifier les choses. Ces dernières surtout permettent de voir s'il n'est plus question de fourbure chronique. Le vétérinaire peut aussi établir si votre cheval n'est vraiment plus fourbu ou bien si ce sont seulement les signes cliniques que l'on a réussi à supprimer. Le degré de douleur n'est pas le meilleur indicateur de l'état réel. Certains chevaux ne montrent aucun signe de douleur alors que le dommage des tissus est encore très présents.

jeunes atteints de PPID, l'exercice est important pour la santé en général et celle des muscles, des tendons et des sabots en particulier.

Mais ne poussez votre cheval à bouger que s'il en est capable. Il doit aussi être bien paré et porter si nécessaire des hipposandales munies de semelles confortables. Il convient d'être particulièrement prudent, voire d'attendre un peu, en particulier pour les chevaux fourbus ou ceux qui l'ont été récemment. La fourbure a affaibli le sabot et le corps a besoin de temps pour réparer les dégâts. Soyez patient et laissez aux pieds la possibilité de se stabiliser avant de reprendre le travail (voir encadré « Comment savoir à quel moment la fourbure est guérie ? »).

Le terrain sur lequel vous faites marcher votre cheval doit être facilement praticable. Lui demander de se déplacer avec des pieds douloureux sur un pré gelé, cahoteux et dur, est un exemple extrême de ce qu'il ne faut pas faire.

Vous pouvez faire faire de l'exercice à votre cheval en le promenant en main, en faisant du travail au sol, en jouant ou en travaillant sous la selle. Adaptez l'intensité et la durée de ce travail à ce que votre cheval peut faire. Modifiez toujours très progressivement le programme d'exercice et de travail.

Vous pouvez faire en sorte qu'il bouge un peu plus, même si vous n'êtes pas là. Favorisez les interactions sociales avec d'autres chevaux, disposez le foin, l'abreuvoir et la pierre à lécher à bonne distance les uns des autres, créez un parcours dans le pré ou le paddock à l'aide de ruban électrifié ou aménagez un *paddock paradise* (voir l'encadré de la page suivante).

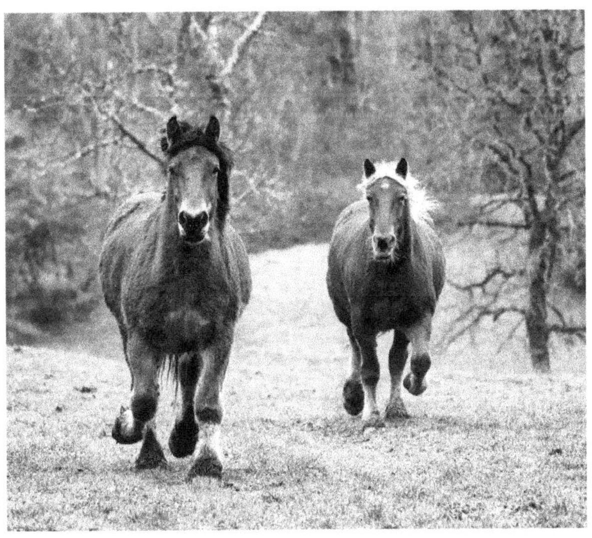

Ensemble, on se bouge !
(photo : Mandy Fontana)

CHEVAUX ATTEINTS DE SME / DI

L'exercice est particulièrement important pour les individus atteints de PPID et ayant un SME / dérèglement de l'insuline, qu'ils soient en surpoids ou non. Certaines études affirment qu'augmenter l'exercice n'apporte pas

PADDOCK PARADISE

Un « paddock paradise » est un espace de vie aménagé de façon à répondre le mieux possible aux besoins naturels des chevaux pour ce qui est des contacts sociaux, de l'alimentation et du mouvement. Le concept s'appuie sur l'observation des chevaux sauvages qui, dans leur environnement naturel, suivent toujours les mêmes trajets pour se déplacer entre les points d'eau, les zones de pâturage, les sources de minéraux et autres endroits intéressants.

À la base, il s'agit d'une large piste qui suit le pourtour du terrain et qui s'ouvre ici et là sur de grands paddocks ou des parcelles de prairie. Sur cette piste, on peut disposer toutes sortes d'éléments naturels et d'obstacles qui vont pousser les chevaux à se déplacer. Les points de distribution du foin, les points d'eau, les pierres à lécher, seront installés de façon à être aussi éloignés que possible les uns des autres et on aménagera des abris ouverts ou naturels. On peut faire passer la piste à la lisière d'un bois ou le long d'un coupe-vent.

Il y a souvent des pavés, des dalles de béton ou du gravier sur le trajet pour varier le type de sol. Si le cheval a les sabots sensibles, ce n'est pas toujours le meilleur choix car cela peut lui causer surcharge et douleur. Si votre cheval se trouve déjà dans un paddock paradise regardez s'il est possible de lui éviter d'avoir à marcher à ces endroits difficiles en les clôturant ou en y disposant des tapis de caoutchouc.

Autre chose : ne pensez pas que votre cheval fera tout l'exercice dont il a besoin en arpentant un paddock paradise. S'il a besoin de perdre du poids, il faudra aussi le faire travailler.

d'amélioration durable de la sensibilité à l'insuline [72], tandis que d'autres disent le contraire [67, 85, 128, 148, 154]. Ces dernières sont majoritaires et surtout plus récentes. Elles concluent que l'exercice physique entraîne une amélioration de la sensibilité à l'insuline, même en l'absence de perte de poids.

Avec le mouvement, l'adiponectine augmente, ce qui améliore la sensibilité à l'insuline. L'exercice physique réduit également les concentrations de leptine dans le sang. Vous avez lu à la page 45 (Leptine, dérèglement de la leptine et adiponectine) pourquoi cela est bénéfique.

Les améliorations hormonales ne persistent pas comme par magie si le programme d'exercice n'est pas poursuivi.

Pour les individus atteints de PPID et en surpoids, l'exercice physique permet tout simplement de leur faire perdre du poids.

On conseille trente minutes d'exercice d'intensité modérée par jour, cinq jours par semaine. Par intensité modérée, on entend un trot et un galop soutenus, que ce soit monté ou non.

Même un exercice de faible intensité peut avoir des effets positifs, c'est ce qui ressort de recherches récentes [154]. Une étude de 2014 a constaté une amélioration en termes d'activité inflammatoire chez des chevaux qui, pendant 14 jours, ont trotté cinq minutes par jour [67]. Bien entendu, cela ne signifie pas qu'un programme d'exercice de faible intensité soit suffisant de façon standard pour tous les chevaux en surpoids. Par faible intensité, on entend du pas et du trot, mais pas sous la selle. La différence entre intensité faible et modérée réside en partie dans la vitesse du trot.

Pour les chevaux récemment guéris d'une fourbure, un exercice de faible intensité sur un sol souple pendant environ 30 minutes, trois fois par semaine, est la norme. Encore une fois : seulement si votre cheval est capable de le supporter, si ses pieds sont correctement parés, et avec éventuellement des hipposandales munies de semelles confortables.

THÉRAPIES COMPLÉMENTAIRES

En plus de toutes les options thérapeutiques décrites jusqu'à présent, il existe une multitude de traitements complémentaires ou alternatifs destinés à rétablir l'équilibre hormonal, optimiser le métabolisme du sucre, réduire la douleur, diminuer l'inflammation ou « équilibrer » l'organisme. Il n'entre absolument pas dans le cadre de cet ouvrage de passer en revue ou d'évaluer toutes ces options du point de vue de leur valeur thérapeutique ou de leur fondement scientifique. Si vous vous sentez à l'aise avec ces formes de traitement, vous pouvez envisager de les appliquer pour traiter les signes cliniques du PPID. Veillez simplement à ce qu'elles n'interfèrent pas avec le traitement décrit dans cet ouvrage.

Quand les preuves de l'efficacité d'un traitement s'appuient seulement sur une amélioration des signes cliniques, il faut les considérer avec prudence. Il est fort possible que cette amélioration clinique puisse déjà être obtenue rien qu'en modifiant les conditions de vie et en apportant de meilleurs soins en général.

Les thérapies complémentaires font souvent référence à des études scientifiques pour lesquelles un diagnostic précis du PPID n'a pas été établi.

En outre, la méthodologie de ces études est trop souvent hasardeuse. Ceci dit, soyons honnête, les études concernant les remèdes et thérapies conventionnels souffrent aussi de ce genre d'erreur.

Une étude souvent citée sur l'efficacité de l'homéopathie illustre bien ces trois points [44]. Elle revendique un taux de réussite de 91 %. Malheureusement, seule l'amélioration du tableau clinique a été pris en compte. D'autre part, le diagnostic de PPID n'a été posé qu'à partir de la glycémie (!) et de la manifestation clinique de l'hypertrichose des chevaux participant à l'étude. Il est également remarquable qu'on ait comparé l'effet d'un même traitement sur les chiens et les chevaux. Alors que les chiens souffraient certainement de la maladie de Cushing et non du PPID. Ce qui est un peu mélanger les torchons avec les serviettes.

On a mesuré le taux d'ACTH chez les chiens pour déterminer s'ils pouvaient participer à l'étude, mais pas chez tous. Une seconde mesure n'a donc pas permis de déterminer si le remède était efficace. Chez les chevaux, l'ACTH n'a été mesurée ni avant ni après l'étude. Dans le cas d'un traitement par un remède appelé « ACTH 30C », on s'attendrait à ce que cela soit fait. Cette étude ne comportait pas non plus de groupe de contrôle.

ÉVITER LE STRESS

Le stress augmente le taux de cortisol et cette hormone supprime les réponses immunitaires. Le système immunitaire est déjà affaibli chez les chevaux atteints de PPID. Le cortisol transforme les protéines et les graisses en sucre (glucose). En outre, il est associé à l'apparition et à l'aggravation de la résistance à l'insuline. Ce n'est pas pratique pour les chevaux atteints de PPID qui ont un dérèglement de l'insuline. À la page 54, vous avez pu lire que le cortisol endommage les hémidesmosomes de la membrane basale et aggrave ainsi la fourbure.

Le stress augmente également la production d'ACTH dans le lobe antérieur de l'hypophyse. La production d'adrénaline augmente également.

L'hyperlipémie est également liée au stress chronique, tout comme la diminution de l'activité des enzymes antioxydantes et donc l'augmentation du stress oxydatif.

FACTEURS DE STRESS

Voici quelques facteurs de stress à prendre en compte :

- Douleur, due aux signes cliniques du PPID en général et à la fourbure et à ses complications en particulier
- Transport, concours
- Infestation chronique par les vers

- Visite du vétérinaire, prise de sang, maréchal-ferrant ou dentiste pressé ou de mauvaise humeur
- Selle inadaptée
- Travail monotone, entraînement trop lourd. Pour un cheval ayant une atrophie musculaire due au PPID un entraînement normal est déjà trop lourd.
- Une relation stressante avec le cavalier ou l'entraîneur
- Manque d'interaction sociale. Pas de vie en groupe ou seul à l'écurie, ou trop de changements dans le troupeau
- Une relation stressante avec un compagnon de troupeau, des problèmes de hiérarchie, être rejeté du troupeau
- Manque de tranquillité dans le lieu de vie, par exemple une écurie avec beaucoup d'agitation ou un pré près d'une autoroute
- Deuil. Lorsque deux chevaux qui ont grandi ensemble et qui ont établi des liens étroits sont soudainement séparés
- Âge. Les chevaux âgés semblent moins aptes à faire face à des situations stressantes

EUTHANASIE

Un cheval ne meurt pas du PPID en-soi. C'est la gravité et la durée des complications, combinées à la nature progressive de la maladie et donc à l'absence de perspectives d'amélioration, qui font que l'on doit, à un certain moment, se demander s'il est encore éthique de laisser le cheval poursuivre son existence. Votre cheval ne peut pas vous le dire lui-même.

Même si la décision finale vous revient, le vétérinaire reste le mieux placé pour juger objectivement du bien-être actuel et futur de votre animal. Il peut considérer sa situation dans une perspective plus élargie et la comparer à celle d'autres de ses patients.

Un bon vétérinaire procédera à une analyse objective, en examinant la nature et la gravité des complications. Il évaluera de manière critique les méthodes de traitement choisies et leur degré d'efficacité. Réussir à soulager la douleur d'une fourbure sévère fait partie des points importants. Il échangera avec les autres personnes soignant votre cheval, comme le professionnel des soins aux sabots et le dentiste. En principe, il aura l'honnêteté de considérer jusqu'à quel point vous êtes encore en mesure de fournir les soins nécessaires.

Si, pour une raison quelconque, il n'est plus possible d'améliorer l'état de votre cheval il n'est pas juste de le laisser souffrir. En ce cas, c'est à vous de décider ce qu'il y a de mieux à faire.

Cette décision est difficile à prendre, elle demande souvent au propriétaire plus de temps que ce que le vétérinaire souhaiterait, dans l'intérêt du cheval. Mais il sait que cela fait partie de son métier. Il vous donnera donc le temps de réfléchir à ce qu'il conseille. Il ne faut pas hésiter à lui redemander d'expliquer ce qui motive son avis. Vous pouvez également demander à un autre vétérinaire ce qu'il en pense.

Si vous n'arrivez vraiment pas à franchir le pas, reste encore l'option des soins palliatifs. Le tout est de savoir si cela est une bonne chose pour votre cheval.

(photo : Flash Dantz)

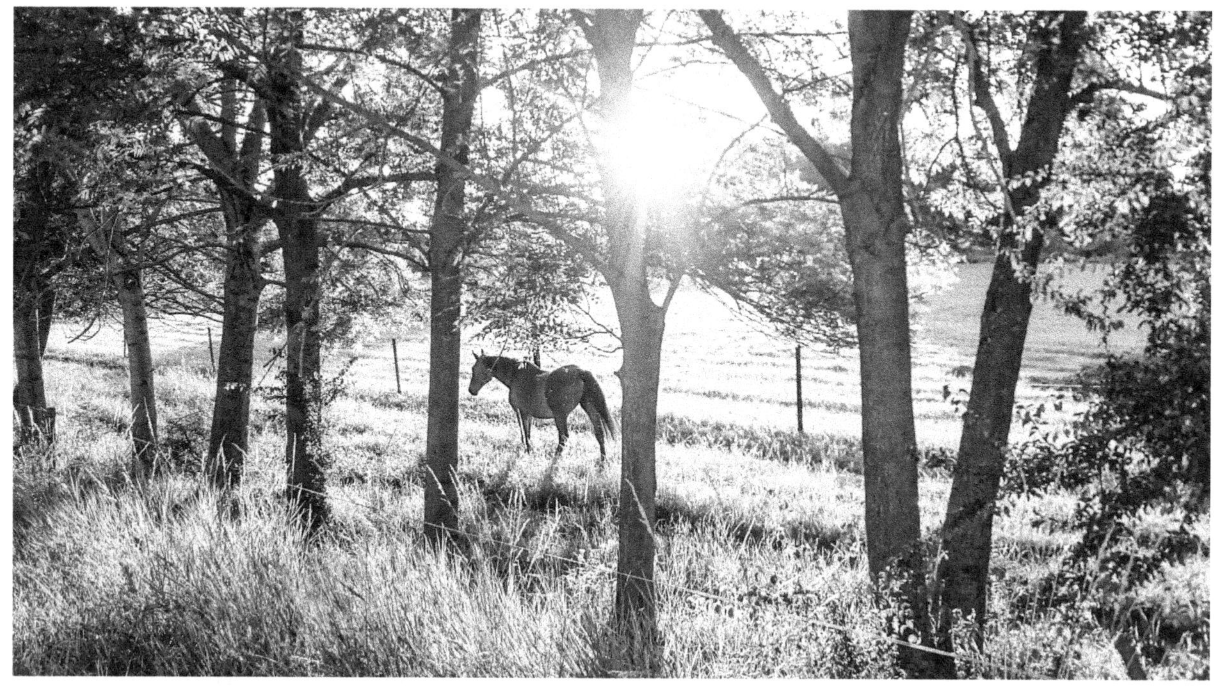

EN RÉSUMÉ

Le traitement du PPID comprend l'utilisation de médicaments ainsi qu'une plus grande attention portée à l'état de santé général et à l'adaptation des conditions de vie. Il faut penser aux vermifuges et aux vaccinations, aux soins aux sabots, aux soins dentaires et au traitement d'autres complications. La gestion du poids fait partie de la prise en charge du SME et de la fourbure.

Le manque de dopamine peut être compensé synthétiquement par le pergolide, un agoniste de la dopamine. Ce traitement est bien toléré par la plupart des chevaux, mais pas par tous. Chez certains individus, les effets secondaires sont pires que la maladie. Le gattilier est un remède phytothérapeutique qui peut supprimer certains signes cliniques mais il ne réduit pas les taux d'ACTH.

En ce qui concerne les complications du PPID, le vétérinaire dispose d'une variété de médicaments. Des alternatives phytothérapeutiques existent pour nombre d'entre eux mais les preuves scientifiques de leur efficacité sont encore rares. Il en va de même pour l'utilisation d'antioxydants.

L'alimentation et l'exercice sont des armes de choix dans la lutte contre le SME, les problèmes de poids et l'atrophie musculaire. Le vieillissement et les problèmes dentaires nécessitent également une alimentation adaptée. En fait, tous les chevaux atteints de PPID finissent par avoir besoin d'un régime alimentaire particulier.

À la fin du voyage, l'euthanasie est la dernière chose que vous puissiez faire pour eux.

CLEOPATRA

La superbe jument en couverture de ce livre s'appelle Cleopatra. Malgré son PPID elle dégage une impression de force et d'espoir. J'espère que cette image donnera du courage aux lecteurs de mon livre et les incitera à ne pas abandonner trop tôt.

Cleopatra a atteint l'âge respectable de 37 ans. La photographe Nikkie de Kerf a su l'immortaliser de façon magnifique.

REMERCIEMENT

Dans ce livre, la nutritionniste Suzanne Buijsse a énormément apporté à tout ce qui concerne l'alimentation, le PPID et la fourbure. Elle m'a vraiment fait changer d'avis sur certains points. Elle m'a également rappelé à la raison lorsque le texte menaçait de devenir trop technique.

La vétérinaire Gaelle Selfslagh a veillé à ce que les chapitres « Description » et « Causes » soient corrects.

Heleen Davies a été l'interlocutrice idéale, capable de relever et attirer mon attention sur les lacunes que j'avais développées dans l'exercice de mon travail sur les sabots des chevaux.

Cedric Coucke, dentiste équin, s'est attaqué au texte sur les problèmes dentaires afin de bien clarifier cette partie.

Catherine Taks s'est montrée une fois de plus une traductrice extrêmement compétente et dévouée, animée d'une grande passion pour le sujet. La collaboration a été absolument parfaite.

Ma reconnaissance va également à tous les photographes qui ont mis à ma disposition et m'ont autorisé à utiliser leurs photos uniques et magnifiques.

Un grand merci à vous tous ! C'est grâce à vous que j'arrive à écrire de si beaux livres.

Clermont-Ferrand, avril 2023
Remco Sikkel

SOURCES D'INFORMATIONS

LIVRES

Clinical equine oncology / C. Knottenbelt. - 2015, ISBN : 978-0-7020-4266-9
Current therapy in equine medicine / E. Robinson. - 2015, ISBN : 1-4557-4555-3
Diagnostic techniques in equine medicine / G. Frank. - 2009, ISBN : 978-0-7020-2792-5
Equine applied and clinical nutrition / R. Geor. - 2013, ISBN : 978-0-7020-3422-0
Equine laminitis / J. Belknap. - 2017, ISBN : 978-1-119-16909-3
Hoefbevangenheid : begrijpen, genezen, voorkomen / R. Sikkel. - 2018, ISBN : 978-90-825191-9-8
The horse nutrition handbook / M. Worth. - 2010, ISBN : 1-60342-541-1
PPID and your horse : an owner information guide / Boehringer-Ingelheim. - 2019
PPID : ja of nee / A. Wiertz, J. Driessen. - 2020, ISBN : 1-230-00440-8
Saunders handbook of veterinary drugs : small and large animal / M. Papich. - 2015, ISBN : 0-323-24485-8

ARTICLES

1. 3-Nitrotyrosine: a versatile oxidative stress biomarker for major neurodegenerative diseases / M. Bandookwala, P. Sengupta, *Int J Neurosci* 130 (2020): 1047–1062
2. 4-Hydroxyisoleucine : a plant-derived treatment for metabolic syndrome / L. Jetté, L. Harvey, K. Eugeni (et al.), *Curr Opin Investig Drugs* 10 (2009): 353–358
3. The accuracy of ACTH as a biomarker for pituitary pars intermedia dysfunction in horses : a systematic review and meta-analysis / J. Meyer, L. Hunyadi, J. Ordóñez-Mena, *Equine Vet J* (2021)
4. Adipokine, chemokine, and cytokine expression profiles in adipose tissue depots of lean and overweight ponies / P. Weber, K. Schermerhorn, L. McCutcheon (et al.), *J Equine Vet Sci* 33 (2013): 846
5. Adrenocorticotropin concentration following administration of thyrotropin-releasing hormone in healthy horses and those with pituitary pars intermedia dysfunction and pituitary gland hyperplasia / J. Beech, R. Boston, S. Lindborg (et al.), *J Am Vet Med Assoc* 231 (2007): 417–426
6. Advantages and limitations of the equine disease, pituitary pars intermedia dysfunction as a model of spontaneous dopaminergic neurodegenerative disease / D. McFarlane, *Ageing Res Rev* 6 (2007): 54–63
7. Aging effect on plasma metabolites and hormones concentrations in riding horses / K. Kawasumi, M. Yamamoto, M. Koide (et al.), *Open Vet J* 5 (2015): 154–157
8. Agnus castus extracts inhibit prolactin secretion of rat pituitary cells / G. Sliutz, P. Speiser, A. Schultz (et al.), *Horm Metab Res* 25 (1993): 253–255
9. Alpha-melanocyte stimulating hormone and adrenocorticotropin concentrations in response to thyrotropin-releasing hormone and comparison with adrenocorticotropin concentration after domperidone administration in healthy horses and horses with pituitary pars intermedia dysfunction / J. Beech, D. McFarlane, S. Lindborg (et al.), *J Am Vet Med Assoc* 238 (2011): 1305–1315
10. Antinociceptive effects, acute toxicity and chemical composition of Vitex agnus-castus essential oil / E. Khalilzadeh, G. Vafaei Saiah, H. Hasannejad (et al.), *Avicenna J Phytomed* 5 (2015): 218–230
11. Antioxidant nutrients : a systematic review of trace elements and vitamins in the critically ill patient / D. Heyland, R. Dhaliwal, U. Suchner (et al.), *Intensive Care Med* 31 (2005): 327–337
12. Assessment of tissue-specific cortisol activity with regard to degeneration of the suspensory ligaments in horses with pituitary pars intermedia dysfunction / S. Hofberger, F. Gauff, D. Thaller (et al.), *Am J Vet Res* 79 (2018): 199–210

13. Association between hyperinsulinaemia and laminitis severity at the time of pituitary pars intermedia dysfunction diagnosis / E. Tadros, J. Fowlie, K. Refsal (et al.), *Equine Vet J* 51 (2019): 52–56
14. Association of season and pasture grazing with blood hormone and metabolite concentrations in horses with presumed pituitary pars intermedia dysfunction / N. Frank, S. Elliott, K. Chameroy (et al.), *J Vet Intern Med* 24 (2010): 1167–1175
15. Beta-endorphin stimulates corticosterone synthesis in isolated rat adrenal cells / G. Shanker, R. Sharma, *Biochem Biophys Res Commun* 86 (1979): 1–5
16. Bioactive and immunoreactive adrenocorticotropin in normal equine pituitary and in pituitary tumors of horses with Cushing's disease / D. Orth, W. Nicholson, *Endocrinology* 111 (1982): 559–563
17. Bioactivity of plasma ACTH from PPID-affected horses compared to normal horses / M. Cordero, B. Shrauner, D. McFarlane, *J Vet Intern Med* 25 (2011): 664
18. Biochemical indices of vascular function, glucose metabolism and oxidative stress in horses with equine Cushing's disease / J. Keen, M. McLaren, K. Chandler (et al.), *Equine Vet J* 36 (2004): 226–229
19. Can endocrine dysfunction be reliably tested in aged horses that are experiencing pain? / H. Gehlen, N. Jaburg, R. Merle (et al.), *Animals* 10 (2020): 1426
20. Carbonyl reductase 1 catalyzes 20β-reduction of glucocorticoids, modulating receptor activation and metabolic complications of obesity / R. Morgan, K. Beck, M. Nixon (et al.), *Sci Rep* 7 (2017): 10633
21. Central melanocortin receptors regulate insulin action / S. Obici, Z. Feng, J. Tan (et al.), *J Clin Invest* 108 (2001): 1079–1085
22. Changes in proportions of dry matter intakes by ponies with access to pasture and haylage for 3 and 20 hours per day respectively, for six weeks / J. Ince, A. Longland, C. Newbold (et al.), *J Equine Vet Sci* 31 (2011): 283–283
23. Chromium propionate increases insulin sensitivity in horses following oral and intravenous carbohydrate administration / J. Spears, K. Lloyd, P. Siciliano (et al.), *J Anim Sci* 98 (2020): skaa095
24. Chronic stress and age-related increases in the proinflammatory cytokine IL-6 / J. Kiecolt-Glaser, K. Preacher, R. MacCallum (et al.), In: *Proc. of the National Academy of Sciences* 100 (2003): 9090–9095
25. Circadian and circannual rhythms of cortisol, ACTH, and α-melanocyte-stimulating hormone in healthy horses / M. Cordero, B. Brorsen, D. McFarlane, *Domest Anim Endocrinol* 43 (2012): 317–324
26. Circannual variation in plasma adrenocorticotropic hormone concentrations in the UK in normal horses and ponies, and those with pituitary pars intermedia dysfunction / V. Copas, A. Durham, *Equine Vet J* 44 (2012): 440–443
27. Clinical implications of using adrenocorticotropic hormone diagnostic cutoffs or reference intervals to diagnose pituitary pars intermedia dysfunction in mature horses / R. Horn, A. Stewart, K. Jackson (et al.), *J Vet Intern Med* 35 (2021): 560–570
28. Clinical presentation, diagnosis, and prognosis of chronic laminitis in Europe / R. Eustace, *Vet Clin North Am Equine Pract* 26 (2010): 391–405
29. Clinically and temporally specific diagnostic thresholds for plasma ACTH in the horse / A. Durham, B. Clarke, J. Potier (et al.), *Equine Vet J* 53 (2021): 250–260
30. Comparison of cortisol and ACTH responses after administration of thyrotropin releasing hormone in normal horses and those with pituitary pars intermedia dysfunction / J. Beech, R. Boston, S. Lindborg, *J Vet Intern Med* 25 (2011): 1431–1438
31. Comparison of hair follicle histology between horses with pituitary pars intermedia dysfunction and excessive hair growth and normal aged horses / M. Innerå, A. Petersen, D. Desjardins (et al.), *Vet Dermatol* 24 (2013): 212–217

32. Comparison of owner-reported health problems with veterinary assessment of geriatric horses in the United Kingdom / J. Ireland, P. Clegg, C. McGowan (et al.), *Equine Vet J* 44 (2012): 94–100
33. Comparison of two diagnostic methods to detect insulin dysregulation in horses under field conditions / L. Van Den Wollenberg, V. Vandendriessche, K. van Maanen (et al.), *J Equine Vet Sci* 88 (2020): 102954
34. Comparison of two methods for measurement of equine adrenocorticotropin / H. Banse, N. Schultz, M. McCue (et al.), *J Vet Diagn Invest* 30 (2018): 233–237
35. Comparison of vitex agnus castus extract and pergolide in treatment of equine Cushing's syndrome / J. Beech, M. Donaldson, S. Lindborg, In: *Proc. of the 48th Annual Convention of the American Association of Equine Practitioners* (2002): 175–177
36. Continuous intravenous infusion of glucose induces endogenous hyperinsulinaemia and lamellar histopathology in Standardbred horses / M. de Laat, M. Sillence, C. McGowan (et al.), *Vet J* 191 (2012): 317–322
37. Correlation between plasma alpha-melanocyte-stimulating hormone concentration and body mass index in healthy horses / M. Donaldson, D. McFarlane, A. Jorgensen (et al.), *Am J Vet Res* 65 (2004): 1469–1473
38. Correlation of pituitary histomorphometry with adrenocorticotrophic hormone response to domperidone administration in the diagnosis of equine pituitary pars intermedia dysfunction / M. Miller, I. Pardo, L. Jackson (et al.), *Vet Pathol* 45 (2008): 26–38
39. Corticosteroid-associated laminitis / S. Bailey, *Vet Clin North Am Equine Pract* 26 (2010): 277–285
40. Cortisol, adrenocorticotropic hormone, serotonin, adrenaline and noradrenaline serum concentrations in relation to disease and stress in the horse / I. Ayala, N. Martos, G. Silvan (et al.), *Res Vet Sci* 93 (2012): 103–107
41. A cross-sectional study of geriatric horses in the United Kingdom. Part 2 : Health care and disease / J. Ireland, P. Clegg, C. McGowan (et al.), *Equine Vet J* 43 (2011): 37–44
42. A C-terminal HSP90 inhibitor restores glucocorticoid sensitivity and relieves a mouse allograft model of Cushing disease / M. Riebold, C. Kozany, L. Freiburger (et al.), *Nat Med* 21 (2015): 276–280
43. Curcumin (diferuloylmethane) inhibits cell proliferation, induces apoptosis, and decreases hormone levels and secretion in pituitary tumor cells / M. Miller, S. Chen, J. Woodliff (et al.), *Endocrinology* 149 (2008): 4158–4167
44. Cushing's disease : a new approach to therapy in equine and canine patients / M. Elliott, *Br Homeopath J* 90 (2001): 33–36
45. Cushing's syndromes, insulin resistance and endocrinopathic laminitis / P. Johnson, N. Messer, V. Ganjam, *Equine Vet J* 36 (2004): 194–198
46. Cyproheptadine and desmethylcyproheptadine directly inhibit the release of adrenocorticotrophin and beta-lipotrophin/beta-endorphin activity from the neurointermediate lobe of the rat pituitary gland / S. Lamberts, E. Bons, P. Uitterlinden (et al.), *J Endocrinol* 96 (1983): 395–400
47. Cytokine dysregulation in aged horses and horses with pituitary pars intermedia dysfunction / D. McFarlane, T. Holbrook *J Vet Intern Med* 22 (2008): 436–42
48. Diabetes, insulin resistance, and metabolic syndrome in horses / P. Johnson, C. Wiedmeyer, A. LaCarrubba (et al.), *J Diabetes Sci Technol* 6 (2012): 534–540
49. Diagnosis and treatment of hyperprolactinemia : an endocrine society clinical practice guideline / S. Melmed, F. Casanueva, A. Hoffman (et al.), *J Clin Endocrinol Metab* 96 (2011): 273–288
50. The diagnosis of equine insulin dysregulation / F. Bertin, M. de Laat, *Equine Vet J* 49 (2017): 570–576

51. Diagnostic frequency, response to therapy, and long-term prognosis among horses and ponies with pituitary par intermedia dysfunction, 1993-2004 / B. Rohrbach, J. Stafford, R. Clermont (et al.), *J Vet Intern Med* 26 (2012): 1027–1034
52. Diagnostic testing for equine endocrine diseases : confirmation versus confusion / D. McFarlane. *Vet Clin North Am Equine Pract* 35 (2019): 327–338
53. Diagnostic testing for pituitary pars intermedia dysfunction in horses / N. Dybdal, K. Hargreaves, J. Madigan (et al.), *J Am Vet Med Assoc* 204 (1994): 627–632
54. Dietary restriction in combination with a nutraceutical supplement for the management of equine metabolic syndrome in horses / C. McGowan, A. Dugdale, G. Pinchbeck (et al.), *Vet J* 196 (2013): 153–159
55. Dietary supplementation with short-chain fructo-oligosaccharides improves insulin sensitivity in obese horses / F. Respondek, K. Myers, T. Smith (et al.), *J Anim Sci* 89 (2011): 77–83
56. Does equine pituitary pars intermedia dysfunction (PPID) affect immune responses to vaccination? / Dorothy Russell Havemeyer Foundation, In: *Proc. of the 3rd Equine Endocrine Summit* (2014): 8
57. Does pergolide therapy prevent laminitis in horses diagnosed with pituitary pars intermedia dysfunction? / E. Knowles, *Equine Vet Educ* 31 (2019): 278–280
58. Dopamine-regulated adrenocorticotropic hormone secretion in lactating rats : functional plasticity of melanotropes / M. Oláh, P. Fehér, Z. Ihm (et al.), *Neuroendocrinology* 90 (2009): 391–401
59. Dysregulation of cortisol metabolism in equine pituitary pars intermedia dysfunction / R. Morgan, J. Keen, N. Homer (et al.), *Endocrinology* 159 (2018): 3791–3800
60. ECEIM consensus statement on equine metabolic syndrome / A. Durham, N. Frank, C. McGowan (et al.), *J Vet Intern Med* 33 (2019): 335–349
61. The effect of acute exercise on the secretion of corticotropin-releasing factor, arginine vasopressin, and adrenocorticotropin as measured in pituitary venous blood from the horse / S. Alexander, C. Irvine, M. Ellis (et al.), *Endocrinology* 128 (1991): 65–72
62. Effect of age, season, body condition, and endocrine status on serum free cortisol fraction and insulin concentration in horses / K. Hart, D. Wochele, N. Norton (et al.), *J Vet Intern Med* 30 (2016): 653–663
63. Effect of corticotropin-like intermediate lobe peptide on pancreatic exocrine function in isolated rat pancreatic lobules. / J. Marshall, L. Kapcala, L. Manning (et al.), *J Clin Invest* 74 (1984): 1886–1889
64. The effect of curcumin supplementation on circulating adiponectin: a systematic review and meta-analysis of randomized controlled trials / C. Clark, E. Ghaedi, A. Arab (et al.), *Diabetes Metab Syndr* 13 (2019): 2819–2825
65. Effect of dietary carbohydrates and time of year on ACTH and cortisol concentrations in adult and aged horses / S. Jacob, R. Geor, P. Weber (et al.), *Domest Anim Endocrinol* 63 (2018): 15–22
66. The effect of equine metabolic syndrome on the ovarian follicular environment / D. Sessions-Bresnahan, E. Carnevale, *J Anim Sci* 92 (2014): 1485–1494
67. The effect of exercise on plasma concentrations of inflammatory markers in normal and previously laminitic ponies / N. Menzies-Gow, H. Wray, S. Bailey (et al.), *Equine Vet J* 46 (2014): 317–321
68. The effect of geographic location, breed, and pituitary dysfunction on seasonal adrenocorticotropin and α-melanocyte-stimulating hormone plasma concentrations in horses / D. McFarlane, M. Paradis, D. Zimmel (et al.), *J Vet Intern Med* 25 (2011): 872–881
69. Effect of hay soaking duration on metabolizable energy, total and prececal digestible crude protein and amino acids, non-starch carbohydrates, macronutrients and trace elements / M. Bochnia, C. Pietsch, M. Wensch-Dorendorf (et al.), *J Equine Vet Sci* 101 (2021): 103452

70. Effect of increased adiposity on insulin sensitivity and adipokine concentrations in horses and ponies fed a high fat diet, with or without a once daily high glycaemic meal / N. Bamford, S. Potter, P. Harris (et al.), *Equine Vet J* 48 (2016): 368–373
71. The effect of month and breed on plasma adrenocorticotropic hormone concentrations in equids / A. Durham, J. Potier, L. Huber, *Vet J* 286 (2022): 105857
72. The effect of long-term exercise on glucose metabolism and peripheral insulin sensitivity in standardbred horses / E. de Graaf-Roelfsema, M. van Ginneken, E. van Breda (et al.), *Equine Vet J* Suppl (2006): 221–225
73. The effect of oral metformin on insulin sensitivity in insulin-resistant ponies / K. Tinworth, R. Boston, P. Harris (et al.), *Vet J* 191 (2012): 79–84
74. The effect of season on the histologic and histomorphometric appearance of the equine pituitary gland / M. Cordero, D. McFarlane, M. Breshears (et al.), *J Equine Vet Sci* 32 (2012): 75–79
75. The effects of a special Agnus castus extract (BP1095E1) on prolactin secretion in healthy male subjects / P. Merz, C. Gorkow, A. Schrödter (et al.) *Exp Clin Endocrinol Diabetes* 104 (1996): 447–453
76. Effects of bromocriptine on glucose and insulin dynamics in normal and insulin dysregulated horses / C. Loos, K. Urschel, E. Vanzant (et al.) Front Vet Sci 9 (2022): 889888
77. Effects of a supplement containing chromium and magnesium on morphometric measurements, resting glucose, insulin concentrations and insulin sensitivity in laminitic obese horses / K. Chameroy, N. Frank, S. Elliott (et al.), *Equine Vet J* 43 (2011): 494–9
78. Effects of advanced age and pituitary pars intermedia dysfunction on components of the acute phase reaction in horses / A. Zak, N. Siwinska, S. Elzinga (et al.), *Domest Anim Endocrinol* 72 (2020): 106476
79. Effects of age and diet on glucose and insulin dynamics in the horse / J. Rapson, H. Schott, B. Nielsen (et al.), *Equine Vet J* 50 (2018): 690–696
80. Effects of common equine endocrine diseases on reproduction / T. Burns, *Vet Clin North Am Equine Pract* 32 (2016): 435–449
81. Effects of curcuma longa (turmeric) on postprandial plasma glucose and insulin in healthy subjects / J. Wickenberg, S. Ingemansson, J. Hlebowicz, *Nutr J* 9 (2010): 43
82. The effects of curcumin on diabetes mellitus: a systematic review / L. Marton, L. Pescinini, M. Camargo (et al), *Front Endocrinol* 12 (2021): 669448
83. Effects of diet-induced weight gain on insulin sensitivity and plasma hormone and lipid concentrations in horses / R. Carter, L. McCutcheon, L. George (et al.), *Am J Vet Res* 70 (2009): 1250–1258
84. Effects of docosahexaenoic acid (DHA)-rich microalgae supplementation on metabolic and inflammatory parameters in horses with equine metabolic syndrome / S. Elzinga, A. Betancourt, C. Stewart (et al.), *J Equine Vet Sci* 83 (2019): 102811
85. Effects of exercise training on adiposity, insulin sensitivity, and plasma hormone and lipid concentrations in overweight or obese, insulin-resistant horses / R. Carter, L. McCutcheon, E. Valle (et al.), *Am J Vet Res* 71 (2010): 314–321
86. Effects of incretin hormones on beta-cell mass and function, body weight, and hepatic and myocardial function / S. Mudaliar, R. Henry, *Am J Med* 123 (2010): 19–27
87. Effects of oral administration of levothyroxine sodium on serum concentrations of thyroid gland hormones and responses to injections of thyrotropin-releasing hormone in healthy adult mares / C. Sommardahl, N. Frank, S. Elliott (et al.), *Am J Vet Res* 66 (2005): 1025–1031
88. Effects of the insulin-sensitizing drug pioglitazone and lipopolysaccharide administration on insulin sensitivity in horses / J. Suagee, B. Corl, J. Wearn (et al.), *J Vet Intern Med* 25 (2011): 356–364

89. Effects of pituitary pars intermedia dysfunction and Prascend (pergolide tablets) treatment on endocrine and immune function in horses / A. Miller, A. Loynachan, H. Bush (et al.), *Domest Anim Endocrinol* 74 (2021): 106531

90. Effects of pretreatment with dexamethasone or levothyroxine sodium on endotoxin-induced alterations in glucose and insulin dynamics in horses / F. Tóth, N. Frank, R. Geor (et al.), *Am J Vet Res* 71 (2010): 60–68

91. Effects of soaking on the water-soluble carbohydrate and crude protein content of hay / A. Longland, C. Barfoot, P. Harris, *Vet Rec* 168 (2011): 618

92. Effects of the multi-compound complex in Corticosal in 177 horses with PPID in a retrospective veterinary questionnaire analysis in Germany / E. Schramm, A. Schwarz, H. Alber (et al.), *Pferdeheilkunde* 34 (2018): 538–549

93. The effect of trailering and dentistry on resting adrenocorticotropic hormone concentration in horses / J. Haffner, R. Hoffman, S. Grubbs, In: *Proc. of the 4th Global Equine Endocrine Symposium* (2020): 13

94. Efficacy of a novel palatable pergolide paste formulation for the treatment of pituitary pars intermedia dysfunction (PPID) in ponies / I. N. Maisonpierre, M. Sutton, *Equine Vet J* 50 (2018): 12–13

95. Efficacy of pergolide for the management of equine pituitary pars intermedia dysfunction : a systematic review / R. Tatum, C. McGowan, J. Ireland, *Vet J* 266 (2020): 105562

96. Efficacy of trilostane for the treatment of equine Cushing's syndrome / C. McGowan, R. Neiger, *Equine Vet J* 35 (2003): 414–418

97. Endocrine and metabolic dysregulation in laminitis: role of pituitary dysfunction / P. Johnson In: *Equine Laminitis* (2017): 134–140

98. Endocrine disease in aged horses / A. Durham, *Vet Clin North Am Equine Pract* 32 (2016): 301–315

99. Endocrine disorders and laminitis / E. Tadros, N. Frank, *Equine Vet Educ* 25 (2013): 152–162

100. Endocrine disorders of the equine athlete / N. Frank, *Vet Clin North Am Equine Pract* 34 (2018): 299–312

101. Endocrinopathic laminitis / N. Grenager, *Vet Clin North Am Equine Pract* 37 (2021): 619–638

102. Epidemiology of pituitary pars intermedia dysfunction : a systematic literature review of clinical presentation, disease prevalence and risk factors / J. Ireland, C. McGowan, *Vet J* 235 (2018): 22–33

103. Equine cushing-like syndrome: diagnosis and therapy in two cases / M. Sgorbini, D. Panzani, M. Maccheroni (et al.), *Vet Res Commun* 28 Suppl 1 (2004): 377–380

104. Equine Cushing's disease / P. McCue, *Vet Clin North Am Equine Pract* 18 (2002): 533–543

105. Equine Cushing's disease : differential regulation of beta-endorphin processing in tumors of the intermediate pituitary / W. Millington, N. Dybdal, R. Dawson (et al.), *Endocrinology* 123 (1988): 1598–1604

106. Equine Cushing's disease : plasma immunoreactive proopiolipomelanocortin peptide and cortisol levels basally and in response to diagnostic tests / D. Orth, M. Holscher, M. Wilson (et al.), *Endocrinology* 110 (1982): 1430–1441

107. Equine hyperlipidemias / H. McKenzie, *Vet Clin North Am Equine Pract* 27 (2011): 59–72

108. Equine insulin receptor and insulin-like growth factor-1 receptor expression in digital lamellar tissue and insulin target tissues / A. Kullmann, P. Weber, J. Bishop (et al.), *Equine Vet J* 48 (2016): 626–632

109. Equine laminitis: induced by 48 h hyperinsulinaemia in Standardbred horses / M. de Laat, C. McGowan, M. Sillence (et al.) *Equine Vet J* 42 (2010): 129–135

110. Equine laminitis: ultrastructural lesions detected in ponies following hyperinsulinaemia / A. Nourian, K. Asplin, C. McGowan (et al.), *Equine Vet J* 41 (2009): 671–677

111. Equine metabolic syndrome / N. Frank, R. Geor, S. Bailey (et al.), *J Vet Intern Med* 24 (2010): 467–475

112. Equine metabolic syndrome / N. Frank, *Vet Clin North Am Equine Pract* 27 (2011): 73–92

113. Equine metabolic syndrome in UK native ponies and cobs is highly prevalent with modifiable risk factors / H. Carslake, G. Pinchbeck, C. Mcgowan, *Equine Vet J* (2020): 923–934

114. The equine metabolic syndrome peripheral Cushing's syndrome / P. Johnson, *Vet Clin North Am Equine Pract* 18 (2002): 271–293

115. Equine metabool syndroom / P. Deprez, *Vlaams Diergeneeskundig Tijdschrift* 88 (2019): 113–120

116. Equine pituitary neoplasia : a clinical report of 21 cases (1990-1992) / J. van der Kolk, H. Kalsbeek, E. van Garderen (et al.), *Vet Rec* 133 (1993): 594–597

117. Equine pituitary pars intermedia dysfunction / D. McFarlane, *Vet Clin North Am Equine Pract* 27 (2011): 93–113

118. Equine pituitary pars intermedia dysfunction : a spontaneous model of synucleinopathy / J. Fortin, A. Hetak, K. Duggan (et al.), *Sci Rep* 11 (2021): 16036

119. Equine pituitary pars intermedia dysfunction : current perspectives on diagnosis and management / C. Spelta, *Vet Med (Auckl)* 6 (2015): 293–300

120. Equine pituitary pars intermedia dysfunction : current understanding and recommendations from the Australian and New Zealand Equine Endocrine Group / C. Secombe, S. Bailey, M. de Laat (et al.), *Aust Vet J* 96 (2018): 233–242

121. Evaluation of basal plasma alpha-melanocyte-stimulating hormone and adrenocorticotrophic hormone concentrations for the diagnosis of pituitary pars intermedia dysfunction from a population of aged horses / T. McGowan, G. Pinchbeck, C. McGowan, *Equine Vet J* 45 (2013): 66–73

122. Evaluation of combined testing to simultaneously diagnose pituitary pars intermedia dysfunction and insulin dysregulation in horses / R. Horn, F. Bertin, *J Vet Intern Med* 33 (2019): 2249–2256

123. Evaluation of dynamic testing for pituitary pars intermedia dysfunction diagnosis in donkeys / S. Mejia-Pereira, A. Perez-Ecija, B. Buchanan (et al.), *Equine Vet J* 51 (2019): 481–488

124. Evaluation of genetic and metabolic predispositions and nutritional risk factors for pasture-associated laminitis in ponies / K. Treiber, D. Kronfeld, T. Hess (et al.), *J Am Vet Med Assoc* 228 (2006): 1538–1545

125. Evaluation of plasma ACTH, alpha-melanocyte-stimulating hormone, and insulin concentrations during various photoperiods in clinically normal horses and ponies and those with pituitary pars intermedia dysfunction / J. Beech, R. Boston, D. McFarlane (et al.), *J Am Vet Med Assoc* 235 (2009): 715–722

126. Evaluation of suspected pituitary pars intermedia dysfunction in horses with laminitis / M. Donaldson, A. Jorgensen, J. Beech, *J Am Vet Med Assoc* 224 (2004): 1123–1127

127. Evaluation of the effects of age and pituitary pars intermedia dysfunction on corneal sensitivity in horses / C. Miller, M. Utter, J. Beech, *Am J Vet Res* 74 (2013): 1030–1035

128. Exercise-induced alterations in plasma concentrations of ghrelin, adiponectin, leptin, glucose, insulin, and cortisol in horses / M. Gordon, K. McKeever, C. Betros (et al.), *Vet J* 173 (2007): 532–540

129. Exposure to glyphosate- and/or mn/zn-ethylene-bis-dithiocarbamate-containing pesticides leads to degeneration of γ-aminobutyric acid and dopamine neurons in caenorhabditis elegans / R. Negga, J. Stuart, M. Machen (et al.), *Neurotox Res* 21 (2012): 281–290

130. Extrapituitary and pituitary pathological findings in horses with pituitary pars intermedia dysfunction : a retrospective study / C. Glover, L. Miller, N. Dybdal (et al.), *J Equine Vet Sci* 29 (2009): 146–153

131. Factors associated with survival, laminitis and insulin dysregulation in horses diagnosed with equine pituitary pars intermedia dysfunction / R. Horn, N. Bamford, T. Afonso (et al.), *Equine Vet J* 51 (2019): 440–445

132. Fecal egg counts after anthelmintic administration to aged horses and horses with pituitary pars intermedia dysfunction / D. McFarlane, G. Hale, E. Johnson (et al.), *J Am Vet Med Assoc* 236 (2010): 330–334

133. Genetics of equine endocrine and metabolic disease / E. Norton, M. McCue, *Vet Clin North Am Equine Pract* 36 (2020): 341–352
134. Glucocorticoid receptor immunoreactivity in the rat intermediate lobe / L. Bertini, M. Westphal, R. Kloet (et al.), *J Neuroendocrinol* 1 (1989): 465–471
135. Glucocorticoids and laminitis in horses / P. Johnson, N. Messer, D. Bowles (et al.), *Compendium on Continuing Education for the Practising Veterinarian* 26 (2004): 547–558
136. Glucocorticoids, metabolism and metabolic diseases / A. Vegiopoulos, S. Herzig, *Mol Cell Endocrinol* 275 (2007): 43–61
137. Glucose tolerance and insulin sensitivity in ponies and Standardbred horses / L. Jeffcott, J. Field, J. McLean (et al.), *Equine Vet J* 18 (1986): 97–101
138. The gut microbiome of horses : current research on equine enteral microbiota and future perspectives / A. Kauter, L. Epping, T. Semmler (et al.), *Anim Microbiome* 1 (2019): 14
139. Heritability of metabolic traits associated with equine metabolic syndrome in Welsh ponies and Morgan horses / E. Norton, N. Schultz, A. Rendahl (et al.), *Equine Vet J* 51 (2019): 475–480
140. Horse-factors influencing the seasonal increase in plasma acth secretion / A. Durham, In: *Proc. of the International Equine Endocrinology Summit by Havemeyer Foundation* (2017): 36–37
141. How does Cushing's disease relate to laminitis? : advances in diagnosis and treatment / N. Grenager, *J Equine Vet Sci* 30 (2010): 482–490
142. Hyperinsulinaemia increases vascular resistance and endothelin-1 expression in the equine digit / F. Gauff, B. Patan-Zugaj, T. Licka, *Equine Vet J* 45 (2013): 613–618
143. Hypothalamic-pituitary gland axis function and dysfunction in horses / S. Hurcombe, *Vet Clin North Am Equine Pract* 27 (2011): 1–17
144. Immune dysfunction in aged horses / D. McFarlane, *Vet Clin North Am Equine Pract* 32 (2016): 333–341
145. Immunocytochemical demonstration of proopiomelanocortin-derived peptides in pituitary adenomas of the pars intermedia in horses / M. Heinrichs, W. Baumgärtner, C. Capen, *Vet Pathol* 27 (1990): 419–425
146. Immunocytochemical localization of adrenocorticotropic hormone-immunoreactive cells of the pars intermedia in thoroughbreds / T. Okada, T. Shimomuro, M. Oikawa (et al.), *Am J Vet Res* 58 (1997): 920–924
147. Immunosenescence in horses / D. McFarlane, In: Proc. of the 59th Annual Convention of the American Association of Equine Practitioners (2013) 316
148. Improved insulin sensitivity in hyperinsulinaemic ponies through physical conditioning and controlled feed intake / J. Freestone, R. Beadle, K. Shoemaker (et al.), *Equine Vet J* 24 (1992): 187–190
149. An in vitro model of Parkinson's disease : linking mitochondrial impairment to altered alpha-synuclein metabolism and oxidative damage / T. Sherer, R. Betarbet, A. Stout (et al.), *J Neurosci* 22 (2002): 7006–7015
150. Inducing weight loss in native ponies : is straw a viable alternative to hay? / M. Dosi, R. Kirton, S. Hallsworth (et al.), *Vet Rec* 187 (2020): 60
151. Induction of laminitis by prolonged hyperinsulinaemia in clinically normal ponies / K. Asplin, M. Sillence, C. Pollitt (et al.), *Vet J* 174 (2007): 530–535
152. Inflammation, oxidative stress, and obesity / A. Fernández-Sánchez, E. Madrigal-Santillán, M. Bautista (et al.), *Int J Mol Sci* 12 (2011): 3117–3132
153. Inflammation: the common pathway of stress-related diseases / Y. Liu, Y. Wang, C. Jiang, *Front Hum Neurosci* 11 (2017): 316
154. Influence of dietary restriction and low-intensity exercise on weight loss and insulin sensitivity in obese equids / N. Bamford, S. Potter, C. Baskerville (et al.), *J Vet Intern Med* 33 (2019): 280–286

155. Influence of feeding status, time of the day, and season on baseline adrenocorticotropic hormone and the response to thyrotropin releasing hormone-stimulation test in healthy horses / E. Diez de Castro, I. Lopez, B. Cortes (et al.), *Domest Anim Endocrinol* 48 (2014): 77–83

156. Insulin dysregulation / N. Frank, E. Tadros, *Equine Vet J* 46 (2014): 103–112

157. Insulin resistance and hyperinsulinemia: is hyperinsulinemia the cart or the horse? / M. Shanik, Y. Xu, J. Skrha (et al.), *Diabetes Care* 31 (2008): S262-268

158. Insulinaemic and glycaemic responses to three forages in ponies / H. Carslake, C. Argo, G. Pinchbeck (et al.), *Vet J* 235 (2018): 83–89

159. Intravenous injection of insulin for measuring insulin sensitivity in horses : effects of epinephrine, feeding regimen, and supplementation with cinnamon for fish oil / L. Earl, *LSU Master's Theses 4144* (2011)

160. Investigation of rhythms of secretion and repeatability of plasma adrenocorticotropic hormone concentrations in healthy horses and horses with pituitary pars intermedia dysfunction / D. Rendle, E. Litchfield, J. Heller (et al.), *Equine Vet J* 46 (2014): 113–117

161. Involvement of constitutive (COX-1) and inducible cyclooxygenase (COX-2) in the adrenergic-induced ACTH and corticosterone secretion / J. Bugajski, R. Głód, A. Gadek-Michalska (et al.), *J Physiol Pharmacol* 52 (2001): 795–809

162. Is cinnamon efficacious for glycaemic control in type-2 diabetes mellitus? / S. Sharma, A. Mandal, R. Kant (e t al.), *J Pak Med Assoc* 70 (2020): 2065–2069

163. Lamellar pathology in horses with pituitary pars intermedia dysfunction / N. Karikoski, J. Patterson-Kane, E. Singer (et al.), *Equine Vet J* 48 (2016): 472–478

164. Laminitis and the equine metabolic syndrome / P. Johnson, C. Wiedmeyer, A. LaCarrubba (et al.), *Vet Clin North Am Equine Pract* 26 (2010): 239–255

165. Laminitis trust clinical trial using vitex in equine cushing's disease / R. Eustace

166. Localisation of 11 beta-hydroxysteroid dehydrogenase-tissue specific protector of the mineralocorticoid receptor / C. Edwards, P. Stewart, D. Burt (et al.), *Lancet* 2 (1988): 986–989

167. Long-term and short-term dopaminergic (cabergoline) and antidopaminergic (sulpiride) effects on insulin response to glucose, glucose response to insulin, or both, in horses / N. Arana Valencia, D. Thompson, E. Oberhaus, *J Equine Vet Sci* 59 (2017): 95–103

168. Long-term response of equids with pituitary pars intermedia dysfunction to treatment with pergolide / H. Schott, H. Rapson, J. Marteniuk (et al.), In: *Proc. of the 60th Annual Convention of the American Association of Equine Practitioners* (2014): 329

169. Markers of muscle atrophy and impact of treatment with pergolide in horses with pituitary pars intermedia dysfunction and muscle atrophy / H. Banse, A. Whitehead, D. McFarlane (et al.), *Domest Anim Endocrinol* 76 (2021): 106620

170. Measurement of C-peptide concentrations and responses to somatostatin, glucose infusion, and insulin resistance in horses / F. Tóth, N. Frank, T. Martin-Jiménez (et al.), *Equine Vet J* 42 (2010): 149–155

171. Mechanisms linking glucose homeostasis and iron metabolism toward the onset and progression of type 2 diabetes / J. Fernández-Real, D. McClain, M. Manco, *Diabetes Care* 38 (2015): 2169–2176

172. The Michigan Cushing's project / H. Scott, C. Coursen, S. Eberhart, In: *Proc. of the 47th Annual Convention of the American Association of Equine Practitioners* (2001): 22–24

173. Mitochondrial dysfunction and oxidative stress in neurodegenerative diseases / M. Lin, M. Beal, *Nature* 443 (2006): 787–795

174. Moderate dietary carbohydrate improves and high dietary fat impairs glucose tolerance in aged thoroughbred geldings / J. Pagan, In: *Proc. of the Australasian Equine Science Symposium* (2012): 20

175. A 'modified Obel' method for the severity scoring of (endocrinopathic) equine laminitis / A. Meier, M. de Laat, C. Pollitt (et al.), *PeerJ* 7 (2019): 7084

176. Mucuna pruriens in Parkinson disease: a double-blind, randomized, controlled, crossover study / R. Cilia, J. Laguna, E. Cassani (et al.), *Neurology* 89 (2017): 432–438

177. Nitration and increased alpha-synuclein expression associated with dopaminergic neurodegeneration in equine pituitary pars intermedia dysfunction / D. McFarlane, N. Dybdal, M.Donaldson (et al.), *J Neuroendocrinol* 17 (2005): 73–80

178. A novel technique for measuring hypothalamic and pituitary hormone secretion rates from collection of pituitary venous effluent in the normal horse / C. Irvine, S. Alexander, *J Endocrinol* 113 (1987): 183–192

179. Nutritional considerations when dealing with an obese adult equine / M. Shepherd, P. Harris, K. Martinson, *Vet Clin North Am Equine Pract* 37 (2021): 111–137

180. Nutritional considerations when dealing with an underweight adult or senior horse / N. Jarvis, H. McKenzie, *Vet Clin North Am Equine Pract* 37 (2021): 89–110

181. Nutritional management of the older horse / C.McG. Argo, *Vet Clin North Am Equine Pract* 32 (2016): 343–354

182. Obesity and corticosteroids: 11beta-hydroxysteroid type 1 as a cause and therapeutic target in metabolic disease / N. Morton, *Mol Cell Endocrinol* 316 (2010): 154–164

183. Occupational exposures and neurodegenerative diseases : a systematic literature review and meta-analyses / L. Gunnarsson, L. Bodin, *Int J Environ Res Public Health* 16 (2019): 337

184. Oral supplementation of magnesium aspartate hydrochloride in horses with Equine Metabolic Syndrome / H. Gehlen, J. Winter, R. Merle (et al.), *Pferdeheilkunde* 32 (2016): 372–377

185. Oxidative stress / C. Soffler, *Vet Clin North Am Equine Pract* 23 (2007): 135–157

186. Oxidative stress induced-neurodegenerative diseases : the need for antioxidants that penetrate the blood brain barrier / Y. Gilgun-Sherki, E. Melamed, D. Offen, *Neuropharmacology* 40 (2001): 959–975

187. Paradigm shifts in understanding equine laminitis / J. Patterson-Kane, N. Karikoski, C. McGowan, *Vet J* 231 (2018): 33–40

188. Pasture nonstructural carbohydrates and equine laminitis / A. Longland, B. Byrd, *J Nutr* 136 (2006): 2099S–2102S

189. Pathology of natural cases of equine endocrinopathic laminitis associated with hyperinsulinemia / N. Karikoski, C. McGowan, E. Singer (et al.), *Vet Pathol* 52 (2015): 945–956

190. Pathophysiology and clinical features of pituitary pars intermedia dysfunction / D. McFarlane, *Equine Vet Educ* 26 (2014): 592–598

191. Pergolide protects dopaminergic neurons in primary culture under stress conditions / G. Gille, W. Rausch, S. Hung (et al.), *J Neural Transm* (Vienna) 109 (2002): 633–643

192. Pharmacokinetics and bioavailability of metformin in horses / J. Hustace, A. Firshman, J. Mata, *Am J Vet Res* 70 (2009): 665–668

193. Pharmacokinetic and pharmacodynamic properties of pergolide mesylate following long-term administration to horses with pituitary pars intermedia dysfunction / D. McFarlane, H. Banse, H. Knych (et al.), *J Vet Pharmacol Ther* 40 (2017): 158–164

194. Pharmacokinetics and pharmacodynamics of pergolide mesylate after oral administration in horses with pituitary pars intermedia dysfunction / D. Rendle, G. Doran, J. Ireland (et al.), *Domest Anim Endocrinol* 68 (2019): 135–141

195. The pharmacologic basis for the treatment of endocrinopathic laminitis / A. Durham, *Vet Clin North Am Equine Pract* 26 (2010): 303–314

196. Pituitary gland neuroendocrinology / P. Malven, In: *Proc. of the 15th Annual Forum of the American College of Veterinary Internal Medicine* (1997): 462–467
197. Pituitary pars intermedia dysfunction / D. McFarlane, P. Johnson, H. Schott, In: *Equine Laminitis* (2017): 334–340
198. Pituitary pars intermedia dysfunction / N. Frank, In: *Robinson's Current Therapy in Equine Medicine, 7th ed.* (2015): 574–575
199. Pituitary pars intermedia dysfunction and metabolic syndrome in donkeys / H. Gehlen, B. Schwarz, C. Bartmann (et al.), *Animals (Basel)* 10 (2020): 2335
200. Pituitary pars intermedia dysfunction bij het paard : belangrijke aandachtspunten en recente ontwikkelingen / B. Broux, L. Lefere, G. van Loon, *Vlaams Diergeneeskundig Tijdschrift* 82 (2013): 44
201. Pituitary pars intermedia dysfunction : diagnosis and treatment / A. Durham, C. Mcgowan, K. Fey (et al.), *Equine Vet Educ* 26 (2014): 216–223
202. Pituitary pars intermedia dysfunction does not necessarily impair insulin sensitivity in old horses / L. Mastro, A. Adams, K. Urschel, *Domest Anim Endocrinol* 50 (2015): 14–25
203. Pituitary pars intermedia dysfunction : equine Cushing's disease / H. Schott, *Vet Clin North Am Equine Pract* 18 (2002): 237–270
204. Pituitary pars intermedia dysfunction in the horse. Part II : diagnosis and treatment. / N. Dybdal, M. Levy, In: *Proc. of the 15th Annual Forum of the American College of Veterinary Internal Medicine* (1997): 470–472
205. Pituitary-independent Cushing's syndrome in a horse / J. van der Kolk, J. IJzer, P. Overgaauw (et al.), *Equine Vet J* 33 (2001): 110–112
206. Plasma steroid profiles before and after ACTH stimulation test in healthy horses / A. Kirchmeier, A. van Herwaarden, J. van der Kolk (et al.), *Domest Anim Endocrinol* 72 (2020): 106419
207. Polyuria and polydipsia in horses / E. McKenzie, *Vet Clin North Am Equine Pract* 23 (2007): 641–653
208. A potential link between insulin resistance and iron overload disorder in browsing rhinoceroses investigated through the use of an equine model / B. Nielsen, M. Vick, P. Dennis, *J Zoo Wildl Med* 43 (2012): 61–65
209. A potential role for lamellar insulin-like growth factor-1 receptor in the pathogenesis of hyperinsulinaemic laminitis / M. de Laat, C. Pollitt, M. Kyaw-Tanner (et al.), *Vet J* 197 (2013): 302–306
210. Prediction of incipient pasture-associated laminitis from hyperinsulinaemia, hyperleptinaemia and generalised and localised obesity in a cohort of ponies / R. Carter, K. Treiber, R. Geor (et al.), *Equine Vet J* 41 (2009): 171–178
211. Prevalence and analysis of equine periodontal disease, diastemata and peripheral caries in a first-opinion horse population in the UK / H. Nuttall, P. Ravenhill, *Vet J* 246 (2019): 98–102
212. Prevalence and risk factors for hyperinsulinaemia in ponies in Queensland, Australia / R. Morgan, T. McGowan, C. McGowan, *Aust Vet J* 92 (2014): 101–106
213. The prevalence of endocrinopathic laminitis among horses presented for laminitis at a first-opinion/referral equine hospital / N. Karikoski, I. Horn, T. McGowan (et al.), *Domest Anim Endocrinol* 41 (2011): 111–117
214. Prevalence, risk factors and clinical signs predictive for equine pituitary pars intermedia dysfunction in aged horses / T. Mcgowan, G. Pinchbeck, C. Mcgowan, *Equine Vet J* 45 (2013): 74–79
215. Prevalence, survival analysis and multimorbidity of chronic diseases in the general veterinarian-attended horse population of the UK / C. Welsh, M. Duz, T. Parkin (et al.), *Prev Vet Med* 131 (2016): 137–145
216. Proconvulsant potential of cyproheptadine in experimental animal models / D. Singh, R. Goel, *Fundam Clin Pharmacol* 24 (2010): 451–455

217. Profiles of pro-opiomelanocortin and encoded peptides, and their processing enzymes in equine pituitary pars intermedia dysfunction / J. Carmalt, S. Mortazavi, R. McOnie (et al.), *PLoS One* 13 (2018): e0190796
218. Proopiolipomelanocortin peptides in normal pituitary, pituitary tumor, and plasma of normal and Cushing's horses / M. Wilson, W. Nicholson, M. Holscher (et al.), *Endocrinology* 110 (1982): 941–954
219. Prospective cohort study evaluating risk factors for the development of pasture-associated laminitis in the United Kingdom / N. Menzies-Gow, P. Harris, J. Elliott, *Equine Vet J* 49 (2017): 300–306
220. Psyllium lowers blood glucose and insulin concentrations in horses / S. Moreaux, J. Nichols, J. Bowman (et al.), *J Equine Vet Sci* 31 (2011): 160–165
221. Rat intermediate lobe in culture : dopaminergic regulation of POMC biosynthesis and cell proliferation / D. Gehlert, J. Bishop, M. Schafer (et al.), *Peptides* 9 (1988): 161–168
222. Recommendations for the diagnosis and treatment of equine metabolic syndrome (EMS) / The Equine Endocrinology Group (2020)
223. Recommendations for the diagnosis and treatment of pituitary pars intermedia dysfunction (PPID) / The Equine Endocrinology Group (2021)
224. The regulation of muscle mass by endogenous glucocorticoids / T. Braun, D. Marks, *Front Physiol* 6 (2015): 12
225. Relationship between endogenous plasma adrenocorticotropic hormone concentration and reproductive performance in Thoroughbred broodmares / T. Tsuchiya, R. Noda, H. Ikeda (et al.), *J Vet Intern Med* 35 (2021): 2002–2008
226. Relationship between intracellular free magnesium concentration and the degree of insulin resistance in horses with equine metabolic syndrome / J. Winter, E. Müller, G. Sponder (et al.), *Pferdeheilkunde Equine Medicine* 36 (2020): 325–332
227. Relationships of inflamm-aging with circulating nutrient levels, body composition, age, and pituitary pars intermedia dysfunction in a senior horse population / M. Siard-Altman, P. Harris, A. Moffett-Krotky (et al.), *Vet Immunol Immunopathol* 221 (2020): 110013
228. Restoring pars intermedia dopamine concentrations and tyrosine hydroxylase expression levels with pergolide : evidence from horses with pituitary pars intermedia dysfunction / J. Fortin, M. Benskey, K. Lookingland (et al.), *BMC Vet Res* 16 (2020): 356
229. Results of a combined dexamethasone suppression/thyrotropin-releasing hormone stimulation test in healthy horses and horses suspected to have a pars intermedia pituitary adenoma / H. Eiler, J. Oliver, F. Andrews (et al.), *J Am Vet Med Assoc* 211 (1997): 79–81
230. The role of dopaminergic neurodegeneration in equine pituitary pars intermedia dysfunction (equine Cushing's disease). / D. McFarlane, M. Donaldson, T. Saleh (et al.), In: *Proc. of the 49th Annual Connvention of the American Association of Equine Practitioners* (2003): 233–237
231. Role of melanocortin in the long-term regulation of energy balance : lessons from a seasonal model / S. Schuhler, F. Ebling, *Peptides* 27 (2006): 301–309
232. The safety and efficacy in horses of certain nutraceuticals that claim to have health benefits / I. Vervuert, M. Stratton-Phelps, *Vet Clin North Am Equine Pract* 37 (2021): 207–222
233. Sarcopenia : characteristics, mechanisms and functional significance / M. Narici, N. Maffulli, *Br Med Bull* 95 (2010): 139–159
234. Seasonal changes in plasma adrenocorticotropic hormone and α-melanocyte-stimulating hormone in response to thyrotropin-releasing hormone in normal, aged horses / R. Funk, A. Stewart, A. Wooldridge (et al.), *J Vet Intern Med* 25 (2011): 579–585
235. Seasonal patterns of circulating β-endorphin, adrenocorticotropic hormone and cortisol levels in pregnant and barren mares. / E. Fazio, P. Medica, A. Ferlazzo, *Bulg J Vet Med* (2009): 125–135

236. Seasonal variation in serum concentrations of selected metabolic hormones in horses / N. Place, C. McGowan, S. Lamb (et al.), *J Vet Intern Med* 24 (2010): 650–654

237. Serum insulin concentrations in horses with equine Cushing's syndrome : response to a cortisol inhibitor and prognostic value / C. McGowan, R. Frost, D. Pfeiffer (et al.), *Equine Vet J* 36 (2004): 295–298

238. Spirulina platensis improves mitochondrial function impaired by elevated oxidative stress in adipose-derived mesenchymal stromal cells (ASCS) and intestinal epithelial cells (iecs), and enhances insulin sensitivity in equine metabolic syndrome (EMS) horses / D. Nawrocka, K. Kornicka, A. Śmieszek (et al.), *Mar Drugs* 15 (2017): 237

239. Spontaneous rupture of Achilles tendon: missed presentation of Cushing's syndrome / A. Mousa, S. Jones, A. Toft (et al.), *BMJ* 319 (1999): 560–561

240. Sulfur amino acids in Cushing's disease: insight in homocysteine and taurine levels in patients with active and cured disease / A. Faggiano, D. Melis, R. Alfieri (et al.), *J Clin Endocrinol Metab* 90 (2005): 6616–6622

241. Suspensory ligament degeneration associated with pituitary pars intermedia dysfunction in horses / S. Hofberger, F. Gauff, T. Licka, *Vet J* 203 (2015): 348–350

242. Sustained, low-intensity exercise achieved by a dynamic feeding system decreases body fat in ponies / M. de Laat, B. Hampson, M. Sillence (et al.), *J Vet Intern Med* 30 (2016): 1732–1738

243. Systemic and pituitary pars intermedia antioxidant capacity associated with pars intermedia oxidative stress and dysfunction in horses / D. McFarlane, A. Cribb, *Am J Vet Res* 66 (2005): 2065–2072

244. The oral glucose test predicts laminitis risk in ponies fed a diet high in nonstructural carbohydrates / A. Meier, M. de Laat, D. Reiche (et al.), *Domest Anim Endocrinol* 63 (2018): 1–9

245. Therapeutics for equine endocrine disorders / A. Durham, *Vet Clin North Am Equine Pract* 33 (2017): 127–139

246. Treatment of equine metabolic syndrome : a clinical case series / R. Morgan, J. Keen, C. McGowan, *Equine Vet J* 48 (2016): 422–426

247. Treatment with pergolide or cyproheptadine of pituitary pars intermedia dysfunction (equine Cushing's disease) / M. Donaldson, B. LaMonte, P. Morresey (et al.), *J Vet Intern Med* 16 (2002): 742–746

248. Update on equine odontoclastic tooth resorption and hypercementosis / L. Limone, *Vet Clin North Am Equine Pract* 36 (2020): 671–689

249. Use of the chasteberry preparation Corticosal for the treatment of pituitary pars intermedia dysfunction in horses / Z. Bradaric, A. May, H. Gehlen, *Pferdeheilkunde* 29 (2013): 721–728

250. Values for triglycerides, insulin, cortisol, and ACTH in a herd of normal donkeys / S. Dugat, T. Taylor, N. Matthews (et al.), *J Equine Vet Sci* 30 (2010): 141–144

251. Variation in plasma adrenocorticotropic hormone concentration and dexamethasone suppression test results with season, age, and sex in healthy ponies and horses / M. Donaldson, S. McDonnell, B. Schanbacher (et al.), *J Vet Intern Med* 19 (2005): 217–222

252. Vitamin B12-impaired metabolism produces apoptosis and Parkinson phenotype in rats expressing the transcobalamin-oleosin chimera in substantia nigra / C. Orozco-Barrios, S. Battaglia-Hsu, M. Arango-Rodriguez (et al.), *PLoS One* 4 (2009): 8268

253. Welfare, quality of life, and euthanasia of aged horses / C. McGowan, J. Ireland, *Vet Clin North Am Equine Pract* 32 (2016): 355–367

254. What's new in old horses? : postmortem diagnoses in mature and aged equids / M. Miller, G. Moore, F. Bertin (et al.), *Vet Pathol* 53 (2016): 390–398

255. Weight loss resistance: a further consideration for the nutritional management of obese equidae / C. Argo, G. Curtis, D. Grove-White (et al.), *Vet J* 194 (2012): 179–188

Sites web

- ecirhorse.org
- ker.com
- rossdales.com
- safergrass.org
- thehorse.com
- thelaminitissite.org
- vetfolio.com

Photographes

- Advanced Equine Therapies
- Anna Armbrust
- Barabara Trotman
- Cedric Coucke
- Christoph van Horst
- Classic Equine Equipment
- Cynthia Cooper
- David Selbert
- Donna Nyland
- Duplo
- Flash Dantz
- Jaqueline Verhagen
- Jiří Novák
- Kady Mauro
- Karin Schouwenburg
- Mandy Fontana
- Marsha Brouwer
- Michael Frank
- Michael Kesl
- Mirjam van Hoorn
- Mulography
- Myhre Equine Clinic
- Nikke de Kerf
- PaardEerlijk
- Pat Whelen
- Pavel Anoshin
- Redwings Horse Sanctuary
- Robert Dlesk
- Rodnae Productions
- Rodolfo Quirós
- Royal Veterinary College, Londen
- Soft-ride
- University of Veterinary Medicine Hanover, Clinic for horses
- Valley Vet Supply
- W. Ellenberger
- Zefanja Vermeulen

GLOSSAIRE

Les termes qui reviennent fréquemment dans ce livre ou qui ne sont pas forcément précisés dans le texte, sont listés ici et accompagnés d'une brève définition. Ces définitions sont en lien direct avec le contexte de cet ouvrage. Les termes en italique sont expliqués ailleurs dans le glossaire.

ACTH
: Abréviation du terme anglais « Adrenocorticotropic Hormone », que l'on traduit par hormone corticotrope ou adrénocorticotrope ou corticotrophine. Une *hormone* sécrétée par l'*adénohypophyse*. Dans le lobe intermédiaire, l'ACTH est décomposée pour la plus grande partie en *alpha-MSH* et en *CLIP*.

ADÉNOHYPOPHYSE
: Terme de référence désignant les lobes antérieur et intermédiaire de l'*hypophyse*.

ADÉNOME
: Tumeur du tissu glandulaire.

ADIPOKINE
: *Hormone* produite par les cellules adipeuses et agissant, entre autres, sur le système immunitaire et sur l'appétit.

ADIPONECTINE
: Une *adipokine* qui augmente la sensibilité de l'organisme à l'*insuline*.

ADIPOSITÉ
: Forme de surpoids qui se caractérise par des dépôts de graisse dont la répartition est anormale.

ADRÉNALINE
: *Hormone* et *neurotransmetteur* qui influence, entre autres, la glycémie.

AGONISTE DE LA DOPAMINE
: Substance dont l'action est similaire à celle de la *dopamine* et qui active donc les *récepteurs* de la dopamine.

AINS
: Anti-Inflammatoires Non Stéroïdiens. Groupe de médicaments aux propriétés analgésiques et anti-inflammatoires.

ALFA-MSH
: Abréviation du terme anglais « Alpha-Melanocyte-Stimulating Hormone », que l'on traduit par hormone stimulante des mélanocytes, ou mélanotropine ou mélanostimuline. Une *hormone* dérivée de l'*ACTH*.

Antioxydant
Substance qui retarde ou prévient l'oxydation des cellules par les *radicaux libres*.

Augmentation saisonnière
Augmentation du taux d'*ACTH* et des *mélanocortines* dérivées *alpha-MSH* et *CLIP* se produisant de la mi-juillet à la mi-novembre avec un pic en septembre-octobre. La *bêta-endorphine* connaît probablement elle aussi cette augmentation.

Axe hypothalamo-hypophyso-surrénalien
L'ensemble des interactions (neuro) hormonales entre l'*hypothalamus*, l'*hypophyse* et les *surrénales*. Également connu sous l'abréviation anglaise HPA axis (Hypothalamic-Pituitary-Adrenal axis).

Bêta-endorphine
Une *hormone* dérivée de la *POMC*.

Biomarqueur
Un indicateur mesurable d'un état ou d'une condition biologique. Il peut s'agir d'une substance traçable introduite par le chercheur ou d'une substance propre à l'organisme qui indique un état pathologique particulier, comme les anticorps qui témoignent d'une infection.

Catabolisme
Réaction de dégradation de composés organiques du tissu considéré, se produisant au cours du *métabolisme*.

Clairance de l'insuline
Dégradation et élimination de l'*insuline* par le foie et les reins.

Clairance du cortisol
Dégradation et élimination du *cortisol* de l'organisme.

CLIP
Abréviation anglaise de « Corticotropin-Like Intermediate lobe Peptide », que l'on traduit par peptide de la famille des *corticotropes* du lobe intermédiaire. Une *hormone* dérivée de l'*ACTH*.

CNS
Abréviation du terme anglais « Cresty Neck Score », que l'on traduit par évaluation du chignon. Système d'évaluation de la quantité de graisse présente au niveau de la crête de l'encolure du cheval et donc de son degré de surpoids.

Corticostéroïdes
Hormones des *glandes surrénales*. On distingue les *glucocorticoïdes* et les minéralocorticoïdes. Dans le contexte du PPID ce sont surtout les glucocorticoïdes qui sont concernées.

Corticotrope
Type de cellule exocrine du lobe antérieur de l'*hypophyse*.

Cortisol
Hormone surrénalienne du groupe des *glucocorticoïdes*.

Cytokine
Protéine jouant un rôle dans le système immunitaire.

Demi-vie
Le temps mis par un médicament pour diminuer de moitié dans le sang. C'est une indication de la durée d'action.

Dérèglement de l'insuline
Terme général désignant les anomalies du *métabolisme* de l'*insuline*. Notamment l'*hyperinsulinémie* et la *résistance à l'insuline*.

Dérèglement de la leptine
Terme général désignant les anomalies du *métabolisme* de la *leptine*. Notamment l'*hyperleptinémie* et la *résistance à la leptine*.

Dérèglement du cortisol
Terme général désignant les anomalies du *métabolisme* du *cortisol*, dont l'*hypercortisolémie*.

Dopamine
Hormone et *neurotransmetteur* qui, dans le lobe intermédiaire de l'*hypophyse* agit sur la production d'un groupe d'hormones appelées *mélanocortines*. Elle en régule la production.

Dopaminergique
Ce qui libère, active ou est affecté par la *dopamine*.

EEC
Évaluation de l'État Corporel. Système d'évaluation permettant de classer l'état corporel du cheval et la répartition des dépôts de graisse.

Endocrinopathie
Maladie causée par le mauvais fonctionnement d'une ou plusieurs glandes endocrines.

Enzyme
Type de protéine qui provoque, permet ou accélère une réaction chimique.

Fourbure
État pathologique au cours duquel la connexion entre les *lamelles dermique* et les *lamelles épidermiques* du sabot est tellement endommagée que ces dernières ne sont plus maintenues ensemble. La connexion entre la paroi et l'os du pied se rompt.

Fourbure endocrinopathique
Fourbure survenant suite à des problèmes hormonaux.

Fourbure liée au SRIS
Fourbure qui se produit à cause de la libération de toxines dans la circulation sanguine.

Fourbure traumatique
Fourbure survenant par suite de la surcharge prolongée, répétitive ou incorrecte des pieds sur un sol dur.

Fructane
Type spécifique de *GSE*. Hydrate de carbone composé.

FSH
Abréviation du terme anglais « Follicle-Stimulating Hormone », que l'on traduit par hormone folliculo-stimulante. *Hormone* gonadotrope qui agit sur les organes reproducteurs.

Glande surrénale
Petite glande endocrine paire située sur chaque rein.

Glucocorticoïdes
Un certain groupe de *corticostéroïdes*. Environ 95 % des glucocorticoïdes sont du *cortisol*. Il existe également des variantes synthétiques de ces *hormones* endogènes, elles sont utilisées comme médicaments.

Glucose
Type spécifique de *GSEt*. Monosaccharide.

GNS
Glucides Non-Structuraux. *GSE* et amidon.

Grossissement de l'hypophyse
Une augmentation pathologique de la taille l'*hypophyse* due à une *hyperplasie* et une *hypertrophie*.

Grossissement des glandes surrénales
Une augmentation pathologique de la taille des *glandes surrénales* due à une *hyperplasie* et une *hypertrophie*.

GSE
Glucides Solubles à l'Eau. *GSEt* et *fructane*.

GSEt
Glucides Solubles à l'Éthanol. Monosaccharides et disaccharides.

Hormone
Substance produite dans le corps par un certain nombre d'organes, qui atteint et agit sur certains organes et tissus par l'intermédiaire des nerfs ou de la circulation sanguine.

Hypercortisolémie
Une augmentation du taux de *cortisol* dans le sang.

HYPERGLYCÉMIE
Une augmentation du taux de *glucose* dans le sang.

HYPERINSULINÉMIE
Une augmentation du taux d'*insuline* dans le sang par suite d'une production d'insuline trop élevée et d'une *clairance de l'insuline* trop faible.

HYPERLEPTINÉMIE
Une augmentation du taux de *leptine* dans le sang.

HYPERLIPIDÉMIE
Une augmentation du taux de lipides dans le sang.

HYPERPLASIE
L'augmentation de la taille d'un organe dû à une multiplication anormale des cellules.

HYPERTRICHOSE
Manteau pileux anormalement long, épais et bouclé en raison d'une perturbation du cycle de croissance du poil.

HYPERTRIGLYCÉRIDÉMIE
Une forme d'*hyperlipidémie* où l'on a une augmentation du taux de *triglycérides* dans le sang.

HYPERTROPHIE
L'augmentation de la taille d'un organe dû à un développement cellulaire anormal.

HYPO-ADIPONECTINÉMIE
Un faible taux d'*adiponectine* dans le sang.

HYPOPHYSE
Glande endocrine située à la base du cerveau, qui sécrète des *hormones* stimulantes. Également appelé glande cérébrale ou glande pituitaire.

HYPOTHALAMUS
Partie du cerveau intermédiaire située directement au-dessus de l'hypophyse et qui la contrôle.

IGF-1
Abréviation du terme anglais « Insulin-like Growth Factor-1 », que l'on traduit par facteur de croissance insulomimétique 1, ou somatomédine C. Une *hormone* responsable, entre autres, de la croissance de cellules et tissus.

INFLAMMATION DE BAS GRADE
État inflammatoire chronique de l'organisme. Le système immunitaire est continuellement actif, mais à un niveau si bas que les manifestations inflammatoires classiques ne se produisent pas.

INSULINE
Hormone produite par le *pancréas*. Elle régule le *métabolisme du glucose*.

Lamelle dermique
Fine bande de tissu dermique formée sur la face externe du derme du sabot, qui joue un rôle essentiel dans l'adhésion de la paroi au sabot interne.

Lamelle épidermique
Fine bande de tissu épidermique formée sur la face interne de la paroi du sabot, qui joue un rôle essentiel dans l'adhésion de la paroi au sabot interne.

Leptine
Hormone régulatrice de l'appétit, appartenant aux *adipokines*.

LH
Abréviation du terme anglais « Luteinizing Hormone », que l'on traduit par hormone lutéinisante. *Hormone* gonadotrope qui agit sur les organes reproducteurs.

Maladie neurodégénérative
Dégradation progressive d'une partie du système nerveux.

Mélanocortines
Groupe d'*hormones*, dont l'*ACTH*, l'*alpha-MSH*, la *CLIP* et la *bêta-endorphine*, produites par l'*hypophyse*.

Mélanotrope
Type de cellule exocrine du lobe intermédiaire de l'*hypophyse*.

Membrane basale
Tissu conjonctif qui attache les *lamelles dermiques* aux *lamelles épidermiques* dans le sabot.

Métabolisme
Ensemble des processus physiques et chimiques ayant dans les cellules vivantes dans le but de maintenir, de décomposer et de construire des tissus et de produire de l'énergie.

Métabolisme du cortisol
Ensemble des processus chimiques de l'organisme impliquant le *cortisol*.

Métabolisme du glucose
Ensemble des processus chimiques de l'organisme impliquant le *glucose*.

Métabolisme de l'insuline
Ensemble des processus chimiques de l'organisme impliquant l'*insuline*.

Métabolisme de la leptine
Ensemble des processus chimiques de l'organisme impliquant la *leptine*.

Microbiome
L'ensemble des bactéries, organismes unicellulaires, levures, parasites et virus vivant e.a. dans les intestins.

Neurotransmetteur
Substance chimique de l'organisme qui transmet les impulsions nerveuses entre les cellules (nerveuses).

Obésité
Type de surpoids où la graisse est répartie plus ou moins uniformément sur le corps.

Ostéoporose
Stade avancé de déminéralisation osseuse. Également appelée décalcification osseuse.

Pancréas
Glande mixte (c.-à-d. à la fois exocrine et endocrine) située au niveau du duodénum qui sécrète des *hormones,* dont l'*insuline,* pour faciliter le catabolisme de certains nutriments.

Parodontite
Catégorie d'affections inflammatoires affectant le tissu de soutien des dents.

Pergolide
Une substance dont l'action est similaire à celle de la *dopamine.* Elle active les *récepteurs* de la dopamine dans l'*hypophyse,* inhibant la libération des *mélanocortines.*

Plasma sanguin
La partie liquide du sang, dans laquelle les cellules et les plaquettes sont en suspension.

POMC
Pro-Opiomélanocortine. Une protéine c.q. *prohormone* produite par les *mélanotropes* et les *corticotropes.*

PPID
Abréviation du terme anglais « Pituary Pars Intermedia Dysfunction », que l'on traduit par dysfonctionnement de la pars intermedia de l'hypophyse Trouble neurodégénératif des terminaisons nerveuses de l'*hypothalamus,* productrices de *dopamine,* entraînant une perte de l'inhibition dopaminergique du lobe intermédiaire de l'*hypophyse,* une surproduction chronique d'*hormones* dérivées de la *POMC* (et une augmentation de leur activité biologique), qui sont impliquées dans le développement des signes cliniques de la maladie. Un *grossissement de l'hypophyse* peut entraîner des problèmes neurologiques à un stade avancé de la maladie.

Prohormone
Un précurseur d'*hormone*. Elle n'a généralement pas d'action hormonale ou très peu.

Prolactine
Hormone sécrétée par le lobe antérieur de l'*hypophyse.* Sa production est régulée par l'*hypothalamus* grâce à la *dopamine.*

Radical libre
Sous-produit moléculaire nocif du *métabolisme* normal, de l'inflammation, des médicaments, des restes de pesticides sur les aliments, des efforts intenses, du stress, de l'*obésité* et de l'*adiposité.*

Récepteur
Élément d'une cellule, spécialisé dans la réception de stimuli (hormonaux) et l'induction d'une réponse sous l'influence de ces stimuli.

Résistance à l'insuline
Également appelée insulinorésistance. Condition de l'organisme qui ne réagit pas correctement à l'*insuline*. Le *glucose* n'est alors pas absorbé de manière optimale et le taux de glycémie reste trop élevé.

Résistance à la leptine
Condition de l'organisme qui ne réagit pas correctement à la *leptine*.

Rythme circadien
Processus biologique cyclique d'une durée d'environ 24 heures.

Sérotonine
Hormone et *neurotransmetteur* qui affecte, entre autres, le cycle du sommeil, l'activité sexuelle et l'appétit. Elle joue également un rôle dans le contrôle de la douleur.

Sérum sanguin
Liquide jaune clair qui reste après que le *plasma sanguin* ait coagulé et a été centrifugé.

Signe clinique
Une caractéristique d'une condition, pouvant être déterminée objectivement.

SME
Syndrome Métabolique Équin. Un ensemble de problèmes métaboliques interdépendants.

Stress oxydant
Dommage cellulaire résultant d'un excès d'oxydes dans une cellule.

Subclinique
Stade précoce d'une affection, sans *signes cliniques* reconnaissables ou observables.

Tableau clinique
L'ensemble des caractéristiques objectivement observables (*signes cliniques*) d'un trouble, d'un syndrome ou d'une maladie.

TRH
Abréviation du terme anglais « Thyrotropin-Releasing Hormone », que l'on traduit par *hormone* qui libère la thyrotropine, ou thyréolibérine. Hormone de l'*hypothalamus* qui stimule la sécrétion d'hormones par l'*hypophyse*.

Triglycéride
Type d'acide gras.

UI / L
Unité Internationale par Litre. Unité de mesure utilisée en pharmacologie pour une quantité relative d'une substance.

INDEX

G

L

M

N

O

P

Q

R

S

T

www.ingramcontent.com/pod-product-compliance
Ingram Content Group UK Ltd.
Pitfield, Milton Keynes, MK11 3LW, UK
UKHW061827190726
13853UKWH00009B/2476